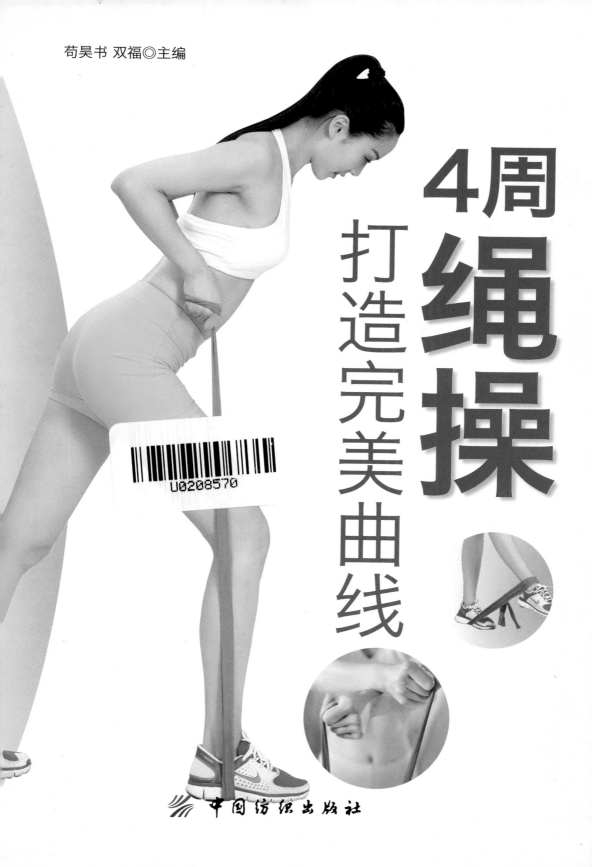

苟昊书 双福◎主编

4周绳操

打造完美曲线

中国纺织出版社

内 容 简 介

充满弹性的弹力带，让我们在做动作的时候，增加特殊阻力，平时运动不到的部位也能得到锻炼，充分拉伸全身肌肉，提高肌耐力，减少脂肪。本书精选简单易操作的弹力带瘦身动作，既有针对全身各部位（颈、肩、背、胸、手臂、腹、腰、臀、腿）的练习，也有组合套路练习，可根据需要轻松选择，达到瘦身、塑形、保健等功效。

书中以详细步骤图展示了每个动作的练习方法，通过锻炼部位、流程与组数、要点（tips）、常见错误纠正、功效等细节内容让你快速掌握每个体式的要领。同时还有贴心的徒手练习方法，无论在家、办公室或户外，随时随地都可以锻炼。

随书附赠精美光盘，老师实景指导，精准把握动作和时间，方便大家轻松学习。

图书在版编目（CIP）数据

4周绳操打造完美曲线 ／ 苟昊书，双福主编. —北京：中国纺织出版社，2015.5

ISBN 978-7-5180-1421-7

Ⅰ.① 4…　Ⅱ.①苟… ②双…　Ⅲ. ①减肥-健身运动　Ⅳ.①R161

中国版本图书馆CIP数据核字（2015）第041771号

责任编辑：郭　沫　特约编辑：舒文慧　责任印制：王艳丽
版式设计：双福 SF 文化·出品　封面设计：任珊珊

中国纺织出版社出版发行
地址：北京市朝阳区百子湾东里A407号楼　邮政编码：100124
销售电话：010－67004422　传真：010－87155801
http://www.c-textilep.com
E-mail: faxing@c-textilep.com
中国纺织出版社天猫旗舰店
官方微博 http://weibo.com/2119887771
北京市雅迪彩色印刷有限公司印刷　各地新华书店经销
2015年5月第1版第1次印刷
开本：710×1000　1 / 16　印张：9
字数：72千字　　定价：38.00元（附光盘1张）

凡购本书，如有缺页、倒页、脱页，由本社图书营销中心调换

目录 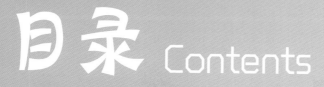Contents

Part 1
弹力带绳操
——原来"卷卷"就能瘦

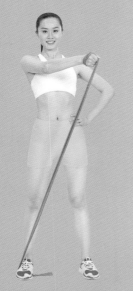

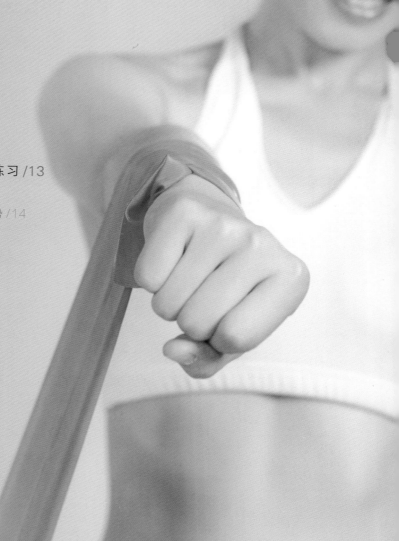

Part 2
超瘦身绳操快速入门

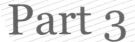

Part 3
对症瘦身
——击退赘肉，塑造凹凸有致身材

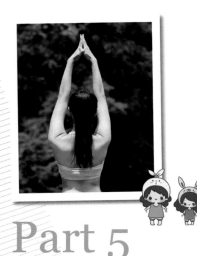

Part 4

超瘦身组合
——完美曲线，全身燃脂

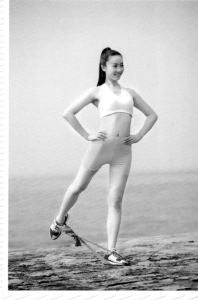

Part 5

随时随地
——绳操＋徒手操瘦身技巧

>> 如何使用本书

弹力带练习能在短时间内让身体能量得到最大限度的聚集和发挥，你可以结合图书动作详解、碟片、流程阅览练习，让你的弹力带练习更简单、更快捷。

◎ 分步图解

全景图片指导，每个动作都有细节步骤图解。

锻炼部位：
清楚练哪里。

流程与组数：
老师首创方法，配有小图，让练习流程一看就懂。

大图：
大图是主要动作。

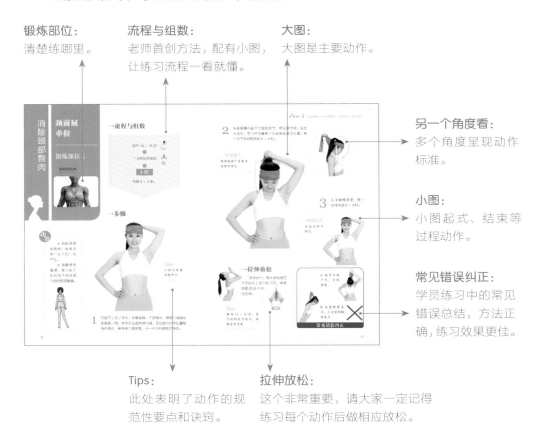

另一个角度看：
多个角度呈现动作标准。

小图：
小图起式、结束等过程动作。

常见错误纠正：
学员练习中的常见错误总结，方法正确，练习效果更佳。

Tips：
此处表明了动作的规范性要点和诀窍。

拉伸放松：
这个非常重要，请大家一定记得练习每个动作后做相应放松。

◎ 选择方便

既有 Part3 针对全身各部位（颈、肩、背、胸、手臂、腹、腰、臀、腿）的练习，也有 Part4 组合套路练习。在练习过程中，选择适合你的时间和方法，持之以恒就好。

◎ 更多徒手瘦身技巧，随时随地轻松瘦身

如果手边没有弹力带，Part5 为你准备了徒手练习技巧，可以根据自己的需要、场地条件随时练习。

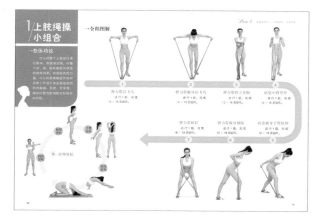

◎ 组合流程图

在 Part 5 的每一套组合动作前面，贴心设置了流程图预览。

应用流程图练习可以让我们方便体会它的连续性，更加快速地熟悉动作，效果明显而不觉得枯燥。

◎ 瘦身餐

让练习效果加倍的美丽瘦身餐。

◎ 随书附赠光盘

光盘实景演示，方便跟随老师的语音指导练习，这样，时间、动作易把握，效果也更好。

>> 写给初学者

对于初学者来说，弹力带练习易于被接受。

这里要提醒大家在进行弹力带练习初期，不要急于去寻找练习时的肌肉感觉而盲目加大弹力带的阻力，这会极大地降低肌肉的适应能力甚至会造成不必要的拉伤。

正确的方法是，先用小阻力或者徒手练习来掌握动作的轨迹、角度要领，在确保动作正确的前提下，再循序渐进地进行弹力带阻力的增加。此时就会慢慢感觉到身体肌肉的力量变化，从而达到预期中的练习效果。

只要坚持练习，每天付出一点点的努力，积少成多，就会得到你理想的完美体形。

这套让人容易瘦、不易反弹的弹力带瘦身操，还能：

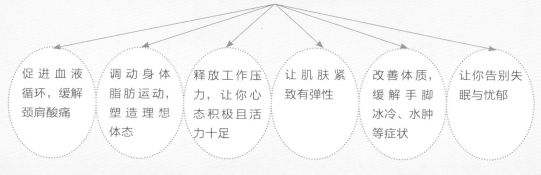

促进血液循环，缓解颈肩酸痛

调动身体脂肪运动，塑造理想体态

释放工作压力，让你心态积极且活力十足

让肌肤紧致有弹性

改善体质，缓解手脚冰冷、水肿等症状

让你告别失眠与忧郁

Part 1
弹力带绳操

——原来"卷卷"就能瘦

用什么来辅助做减肥动作，提升瘦身塑形的功效呢？你只需要一条弹力带即可！

为什么弹力带减肥塑身会如此风靡，让我们来看看它的独特性能与瘦身特点，还有正确选购、保存弹力带的方法。

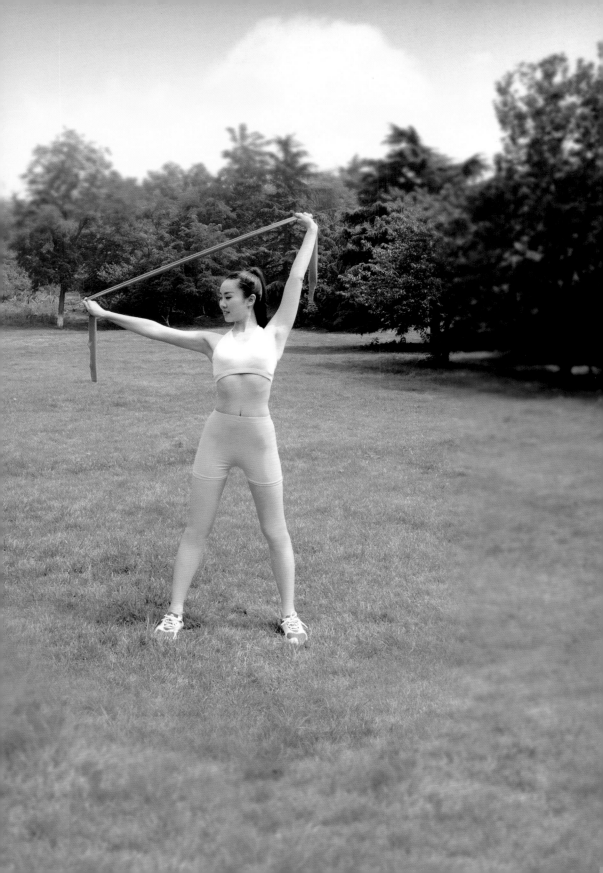

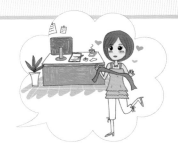

弹力带是何方神器

为何弹力带塑身会如此风靡？曾有练习过的学员这样描述：

"每个动作都轻松好记！练完后往包包里一收，很方便。"

"用这根带子练习，瘦身简单，好开心。"

什么是弹力带

弹力带通常是由天然乳胶制成的，配合简单的力量、柔韧、拉伸、弹跳，就有很好的减脂作用，并且可以有效改善肌力、身体活动能力和灵活性。

弹力带分为两种，一种是有两个手柄的管状，一种是带状。弹力带的这种材质使得它非常轻便、易携带，对场地也没有什么要求，一小块地方就可以练习，可以选择在家里或是空气新鲜的户外进行锻炼。正好满足了我们日常生活节奏紧张、运动时间有限的需要。

管状弹力带

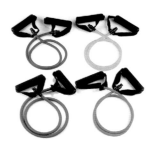

带状弹力带

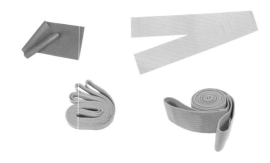

利用弹力带进行练习的方法不仅受减肥人群的喜爱，并已被广泛运用于专项练习以及康复练习。同时，弹力带练习难度相对较低，易于从基础开始，更多的私人健身教练也开始运用弹力带使私教训练更具多样化与针对性。

揭秘弹力带练习原理

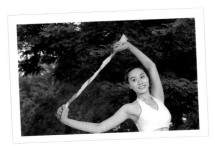

◆增加阻力，带动肌肉锻炼

弹力带练习是自由力量练习的一种，强调在练习过程中克服自身重量与其他额外负重进行一种无固定轨迹的力量练习。

弹力带通过抻拉产生一定的阻力，当肌肉克服阻力完成特定的练习动作时，会进行向心收缩，还原时会进行离心收缩，使参与运动的肌肉得到加强。

弹力带被拉长的比例是与肌肉的伸长比协调递增的，从而使肌力练习更高效。同时阻力的方向不会受地心引力影响，完全由弹力带的拉力方向决定。

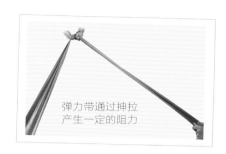

弹力带通过抻拉产生一定的阻力

◆ **锻炼平时其他动作练不到的部位**

弹力带通过拉伸所产生的阻力来进行多样化的抗阻力练习，不仅可以进行大肌肉群的练习，同时对较小的肌肉群也有明显的练习效果。

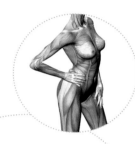

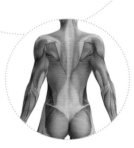

◆ **强度、角度自由控制**

通过控制弹力带的拉伸距离可以调节其所产生阻力的大小，阻力随弹力带的不断拉长而不断增大，动作无固定的轨迹，能有效控制练习量，进行不同强度、不同角度的练习。

◆ **增强肌肉耐力，提高身体机能，有益康复保健**

弹力带练习具有较高的模仿性，可以模拟众多专项运动的发力特点，进行抗阻力练习，以增强特定肌肉的肌力与肌耐力，从而提高身体机能。

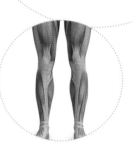

弹力带的选购与养护

弹力带的选购

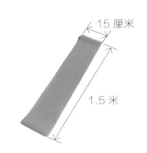

15 厘米

1.5 米

现在常见的弹力带多分为 1.5 米和 2 米两种规格。

其中，长度为标准 1.5 米、宽度 15 厘米、厚度 0.35 厘米的，最适合女生使用，本书中我们就采用此规格的弹力带进行练习。

有人会对弹力带的力量不足问题存在顾虑，弹力带的力量是可以通过力距调整的，如果需要增加阻力可以对折使用，也可以几条同时使用。

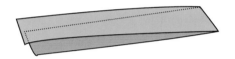

对折使用

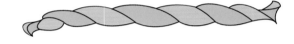

几条同时使用

弹力带的养护、保存

◆ 使用后要将弹力带打结处解开伸平，不可长时间保持打结状态。

◆ 放在远离高温潮湿、阳光直射亦或是温度极低的环境。

◆ 若弹力带出现部分黏合在一起的现象，请用肥皂水清洁，平铺晾干，并于相对干燥的环境下保存。

◆ 如果长时间不用，可以涂上爽身粉存放。

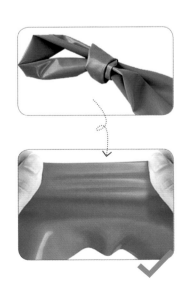

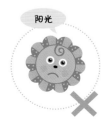

阳光

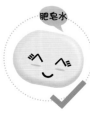

肥皂水

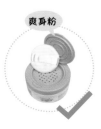

爽身粉

女性为何偏爱弹力带塑身练习

导致女性赘肉的主要原因

◆ 久坐缺乏运动

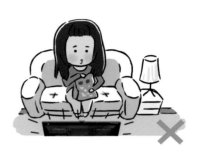

现如今，众多的女性基本就一个作息规律，工作对着电脑，午餐喊个外卖，下班坐车回家，到家摊在沙发上，蜷着看电视剧。一天的生活，除了必须的步行几乎再无其他的运动消耗。

整天坐着，小肚子是越来越大了，大腿也粗了。

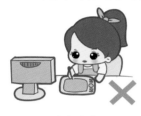

而且长期的不规范坐姿会造成驼背，女性又很少去提重物，由此就造成腹部、臀部肌肉得不到有效的运用和锻炼，从而不断松弛，形成赘肉，手臂的"蝴蝶袖"也愈发明显（肱三头肌松弛）。

运动是最好的排毒燃脂的方法，如果身体长期缺乏锻炼，消化功能会减退，日常多余的热量得不到消耗，都会变成脂肪堆积起来。因此，女性更易形成身体赘肉。

◆ 不良的饮食习惯

女性多喜欢吃甜食、油炸食品，喜欢喝点咖啡或者奶茶。女性身材的天敌非甜点莫属，下午茶、蛋糕、饮料以及各式各样的精致点心都含有极高的糖分，会转化为脂肪，高脂肪会让体脂增加，导致全身赘肉增加。

以一位 25 岁白领女性为例，经科学计算她一天的所消耗的热量约为 2300 千卡，基础代谢率为 1400 千卡左右，（基础代谢是指人体维持生命的所有器官所需要的最低能量需要。测定方法是在人体在清醒而又极端安静的状态下，不受肌肉活动、环境温度、食物及精神紧张等影响时的能量代谢率）。也就是说应有 900 千卡左右的热量通过饮食方式摄入是比较合理的。

假设其午餐为鸡腿汉堡（约 440 千卡）+ 小包薯条（约 260 千卡）+ 一杯奶茶（约 180 千卡）=880 千卡。午餐的热量摄入就已经接近正常值，再加上其早餐、晚餐以及其他零食的热量将会远高于合理热量摄入，如果又缺少一定量的运动消耗，必会造成大量的热量堆积，产生脂肪，形成赘肉。

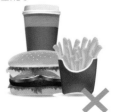

◆ 身体特点

女性的身体肌肉含量要低于男性，容易造成皮下脂肪的堆积，身体部分肌肉比较薄弱的部分就会形成赘肉，如臀部赘肉、手臂后"摆手肉"、腹部赘肉等。

弹力带对于女性塑身练习的优势

◆ 相比于传统有氧运动，弹力带更易于接受，更美观

　　一般女性学员到健身房锻炼，活动的区域通常局限于有氧运动区，即利用跑步机、自行车和椭圆机进行有氧运动锻炼。对自由重量练习区都是远远地绕过，往往存在两个顾虑：一是认为做力量练习都是男人的事情，自己无法驾驭，跑步就可以很有效地减肥；二是担心一旦进行力量练习会使身体练出肌肉，反而失去了女性的柔美。

　　进行有氧运动确实能起到消耗脂肪的作用，但是需要同时满足多个条件才能达到预期效果。

　　首先要保证足够长的有氧运动时间，前 30 分钟运动消耗的多是身体中的糖分，30 分钟之后人体代谢的主要能源才会来自身体的脂肪的消耗。其次要保证运动的周期性与规律性，要有合理科学的运动计划，三天打鱼两天晒网是不可取的。最重要的是控制饮食，养成良好的饮食习惯。以有氧运动为主要方式来达到塑身的目的是一个艰苦漫长的过程，而且也不适应于所有人群，对于身体脂肪含量并不高但是身体存在部分赘肉的女性来说，很难通过有氧运动来减少赘肉。

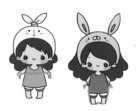

　　此时应该进行适当引入力量练习，对身体赘肉比较多的部位进行强化练习，使肌肉得到强化，减少皮下脂肪，来达到消除赘肉的目的。

弹力带练习大不同

可以有效模仿大多数自由重量器械的阻力方式。

将练习动作加以简化、美化，降低了力量练习对女性的视觉冲击感，能体现出女性身体伸展的美感。

更契合女性的发力特点，可以进行多角度的灵活练习。

可控的阻力强度能有效地对肌肉力量偏弱的女性进行保护。

　　所以弹力带能替代健身房中冰冷的自由重量练习器械，消除众多女性学员的抵触心理，更易于被接受。再配合着有氧练习，可以使练习的效果更佳。

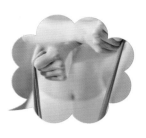

◆ 练习的针对性与力量的可控性强

弹力带是通过自身抻拉所产生阻力，来对肌肉进行抗阻力力量练习。相对于其他力量器械，弹力带的力量大小可以由练习者自己控制。在练习过程中，通过控制动作幅度来掌握弹力带的抻拉长度以调节力量的大小，相比于挂有固定配重片的器械来说，能使练习者更好地进行练习掌控与自我保护，降低了练习的难度。

女性的肌肉特点决定了其无法适应大强度的力量练习，弹力带的阻力方式就显得相对柔和。

弹力带可以通过小重量的阻力来对产生赘肉的肌肉进行独立刺激，对肌肉进行更加细致的练习，增强目标部位的肌肉，从而降低皮下脂肪的含量，能有效地减少赘肉的产生。

弹力带练习就像一把刻刀，可以对身体各部位进行逐一雕刻，化整为零的练习效果更加明显。

◆ 方便、简易

弹力带练习不受场地和空间的限制，无须特定的环境进行额外的准备。在工作休息之余办公室中即可进行几组有效的练习，不仅能有效缓解工作所导致的肌肉疲劳、减少赘肉，也省去了大把跑健身房的时间，避免了繁琐的准备工作。

同时，弹力带能随身携带，方便易取，不会占用太多的空间储存，价格低廉，对女性来说是一种性价比极高的健身练习方式。

弹力带瘦身的综合优点

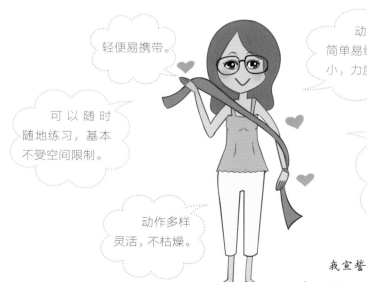

轻便易携带。

动作美观，简单易练习，难度小，力度好控制。

可以随时随地练习，基本不受空间限制。

除了瘦身，还有康复保健功效，特别适合想减肥的女性以及康复练习者使用。

动作多样灵活，不枯燥。

我宣誓，从今天起，用简单的弹力带绳操捍卫自己的形体，找回自信身材！

Part 2
超瘦身绳操
快速入门

练习前，掌握弹力带的固定方
法和练习要点是非常重要的。
做好充分准备，才能让瘦身塑
形更轻松有效。

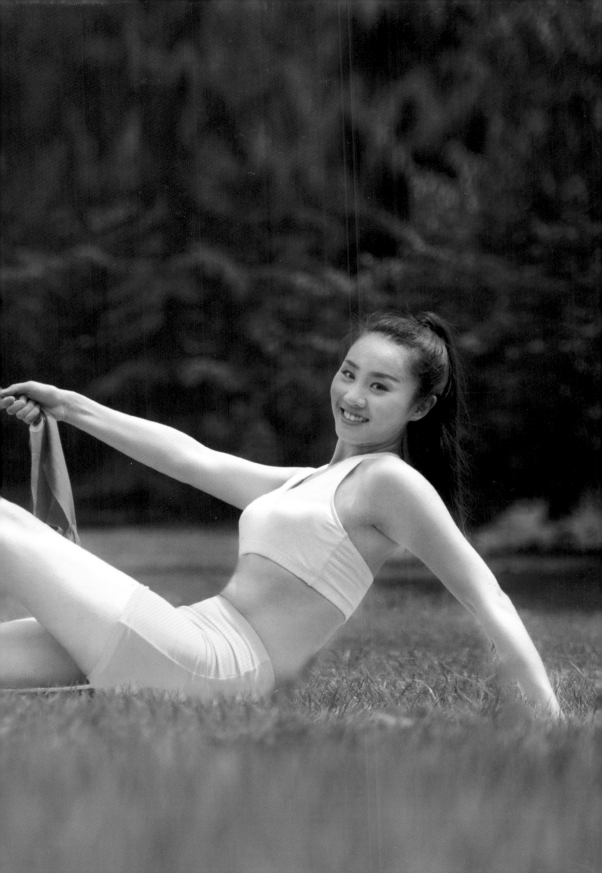

练习前准备工作

◆ 服装要求

尽量选择弹力大或宽松的运动服，不会影响到身体的各种伸展动作以及关节活动范围。

条件允许的情况下尽量选择短袖短裤运动装，能较为清楚地看清练习时自己的肌肉运动线条，掌控练习强度。

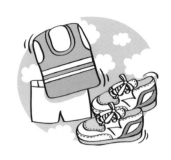

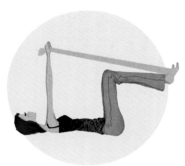

◆ 自身状态

练习前，我们要明确自己的身体状况。因为弹力带练习属于抗阻力练习，对练习者自身力量与呼吸有一定的要求。

身体状态不佳，如大量饮酒后、身患重感冒、长时间无进食、休息不充足过于疲劳者不适宜进行练习，需将身体状态调整好后才能达到练习的标准。

◆ 环境要求

若在室内练习时，尽量选择较为开阔的空间，避免在完成练习动作时由于动作幅度过大造成意外的撞伤。通风条件要好，保证练习时呼吸通畅。

若在室外进行练习，需在车少、人少的环境下进行练习，以广场、公园为佳。空气污染、烈日雨雪等天气均不适宜进行户外练习。避免在湿滑过硬、不平整的地面进行练习，易造成练习损伤。

练习前热身

进行练习前需要充分热身。

◆ 慢跑

因为弹力带练习具有针对性，且相对强度较小，以 5 ~ 10 分钟慢跑作为热身方式较好，微微出汗，使身体各关节得到活动，起到一种润滑的作用，体温略微升高能提升对关节和肌肉的保护程度。

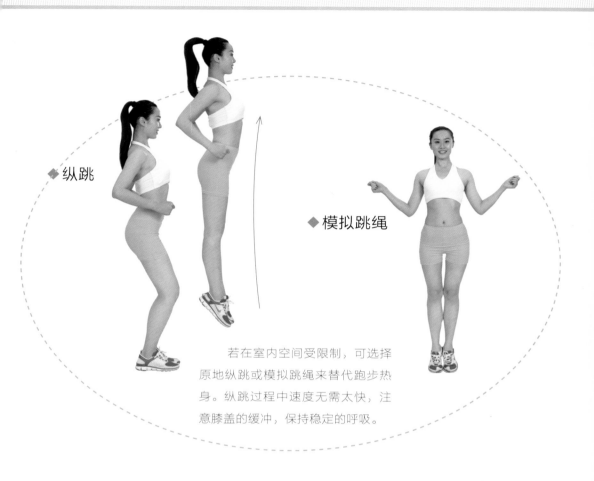

◆ 纵跳

◆ 模拟跳绳

若在室内空间受限制，可选择原地纵跳或模拟跳绳来替代跑步热身。纵跳过程中速度无需太快，注意膝盖的缓冲，保持稳定的呼吸。

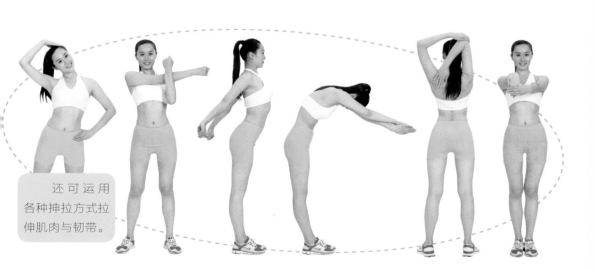

还可运用各种抻拉方式拉伸肌肉与韧带。

练习前先将弹力带固定好

　　练习之前，应将弹力带打结，牢固地固定在自己的手部或者脚部，避免滑脱进而引发损伤。将弹力带缠绕两圈后可以将其固定在手部或者脚部，在没有将其固定时禁止进行练习。

打结方法

a. 弹力带呈环状，将两头从 10 ～ 15 厘米处打一个结。

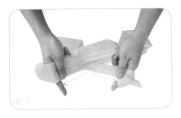
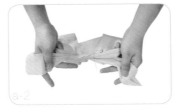

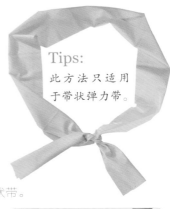

Tips:

此方法只适用于带状弹力带。

b. 然后在此基础上再打第二个结，通过双打结将弹力带固定成环状带。

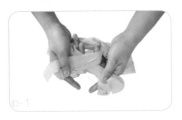
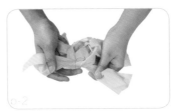
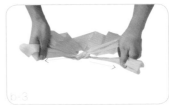

弹力带上肢固定方法

◆ 抓握固定法

a. 将弹力带平放于手掌中，末端位置于小拇指处。

b. 将弹力带在手背与手掌之间缠绕一圈或两圈。

c. 紧紧握住弹力带。

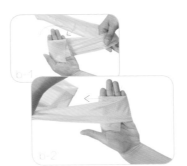

◆手掌缠绕固定法

a. 手掌向上，弹力带末端位于
大拇指与食指之间。

b. 手掌内翻，将弹力带缠绕于
手背。

c. 可多缠几圈，练习时牢固
抓握。

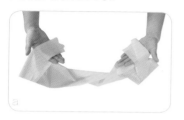
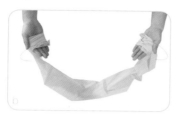
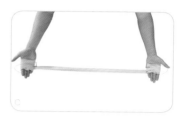

弹力带下肢固定方法

◆弹力带脚部固定法

单脚踩在弹力带中央，练习时
拉直弹力带。

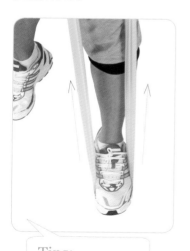

Tips:
也可以坐着固定。

◆弹力带脚部缠绕

a. 将弹力带一端踩于脚下。

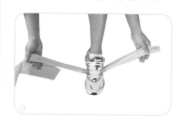

b. 从 15 ~ 20 厘米处打一个结。

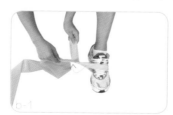
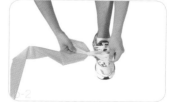

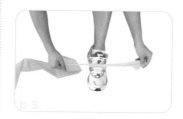

c. 然后在此基础上再打第二个结，通过双打结将弹力带固定在脚上。

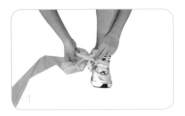
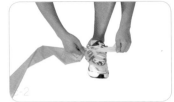
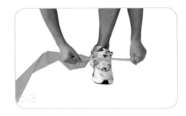

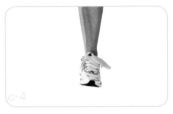

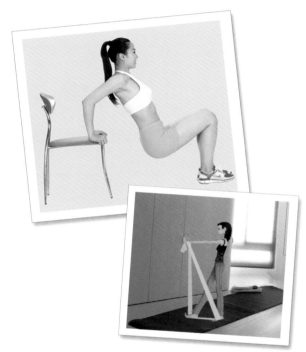

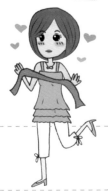

巧设辅助固定点

有些动作需要有个辅助固定点。

在家中练习时，可以选择门把手或者稳定的桌腿作为辅助固定点。

健身房练习时，可以选择固定器械的横杆或者舞蹈教室舞蹈把杆作为辅助固定点。

弹力带瘦身注意

1 练习前检查弹力带

在使用弹力带练习前，一定要检查弹力带是否完好，如有裂痕请及时更换，避免练习过程中发生断裂，造成损伤。

2 热身与打结检查

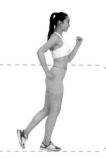

组合动作练习前，要进行简单热身准备。

打结时，请确认结扣是否牢固，避免在练习中有可能会突然松脱反弹，打伤自己。

3 充满自信，循序渐进

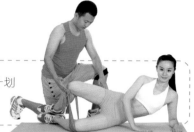

放松心情，愉悦地练习，专业合理的练习指导与练习计划必不可少。

4 控制力度，配合呼吸

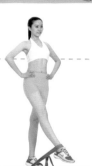

弹力带绳操练习的一大特点是，看似动作缓慢，实则燃脂效果极佳。所以每个动作的完成不要太快，按照动作要求的时间，并配合呼吸，才更有效。

同时，不要过度拉伸弹力带，不要突然松手。

5 掌握要点，健康瘦身

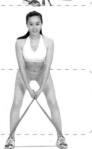

练习时要掌握、明确包括锻炼部位、动作步骤、动作幅度、时间次数、身体姿态等方面的正确运用，以保证练习的塑身效果，避免运动损伤。

6 拉伸放松，练习后放松会使效果更佳

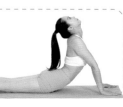

每组练习结束后，都要进行相应的拉伸放松，使肌肉得以更好地恢复，为下次练习做好准备。

部分单侧练习的动作，做完一侧，拉伸放松后，再做另一侧。

Part3
对症瘦身
——击退赘肉，
塑造凹凸有致身材

是的，只需要一根弹力带，就能让平时锻炼不到的脂肪运动起来。

颈、肩、背、胸、手臂、腹、腰、臀、腿……击退赘肉，塑造曲线，瘦不是终极目标，凹凸有致的曲线美才是王道。

除了击退肉肉，你会发现，颈肩腰腿痛的小症状也会得到改善。

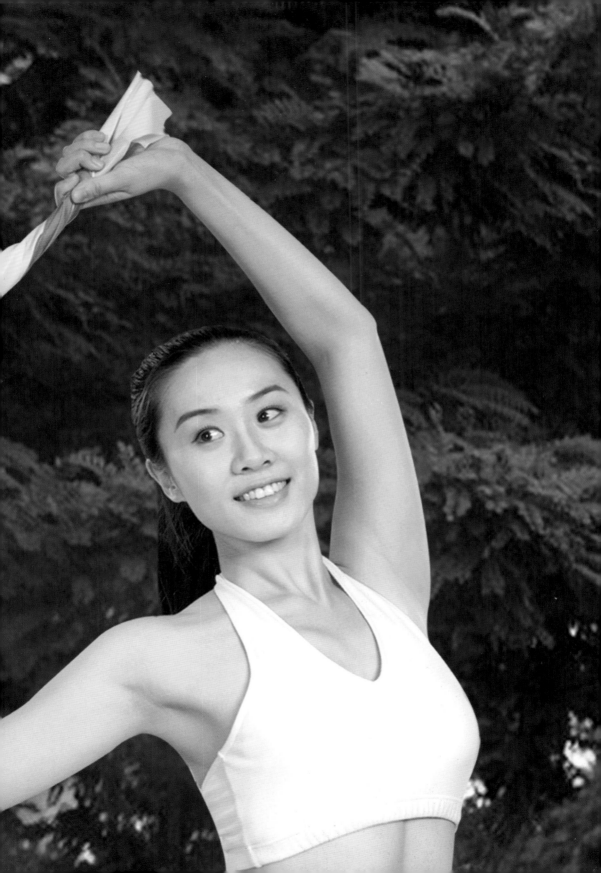

消除颈部赘肉

颈前屈牵拉

锻炼部位↓

颈前部肌肉

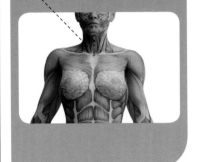

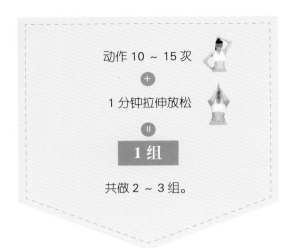

动作 10 ~ 15 次

+

1 分钟拉伸放松

‖

1 组

共做 2 ~ 3 组。

→步骤

功效

a. 消除颈前部赘肉，有效控制"双下巴"的产生。

b. 缓解颈部僵硬，减少由于长时间不良坐姿引起的颈部酸痛。

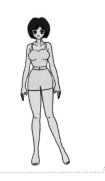

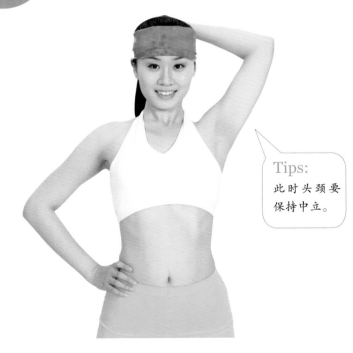

Tips:
此时头颈要保持中立。

1 双脚开立呈小弓步，收腹挺胸，下颌微收，将弹力绳绕头部前额一周，单手抓住固定弹力绳，在后脑勺水平位置略高处稳定，保持弹力绳紧绷。另一只手揸腰稳定身体。

2 头部缓慢向前下方屈颈发力，牵拉弹力带，呈低头动作，发力时尽量使下巴收紧到最大位置。整个向下的过程持续 2 ~ 4 秒。

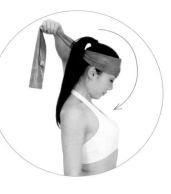

呼吸提示
颈部向前下方发力过程中呼气。

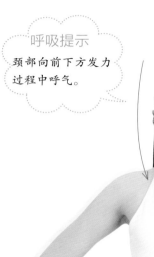

3 头部缓慢还原，整个过程持续 2 ~ 4 秒。

呼吸提示
还原过程中吸气。

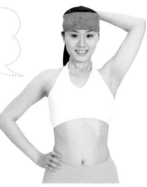

→拉伸放松

双手合十，将大拇指抵在下巴处向上发力抬下巴，将颈前肌肉进行充分拉伸。

Tips:
持续 15 ~ 30 秒，整个过程发力均匀，保持自然呼吸。

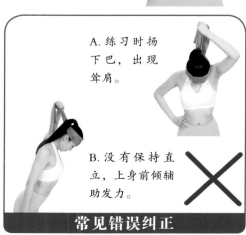

A. 练习时扬下巴，出现耸肩。

B. 没有保持直立，上身前倾辅助发力。

常见错误纠正

颈部后牵拉

··

锻炼部位↓

颈后部肌肉

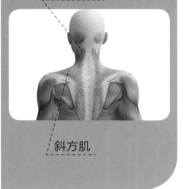

斜方肌

→流程与组数

动作 10 ~ 15 次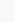

+

1 分钟拉伸放松

‖

1 组

共做 2 ~ 3 组。

→步骤

功效

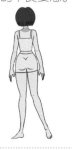

a. 通过加强颈后肌肉来减少颈部直立时所产生的赘肉堆积，打造良好的颈部曲线。

b. 头部前倾会造成颈椎的生理弯曲，颈部肌肉变得僵硬并使颈椎提早退化。此练习同时可有效改善头前倾的不良姿态。

1 双脚开立，与肩同宽，收腹挺胸，下颌微收。弹力绳绕头后一周，停于额头前上方，双手抓住固定弹力绳，保持弹力绳紧绷。

Tips:
耳、肩、髋从侧面看呈一条直线。肩部下沉。

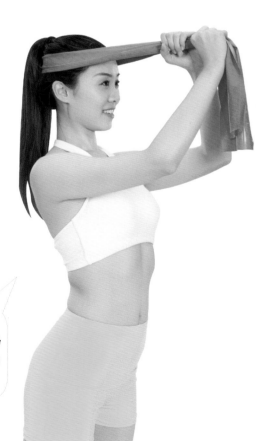

28

2 头部向后下方抻拉弹力带，尽量抬高下巴，整个发力过程持续 2～4 秒。

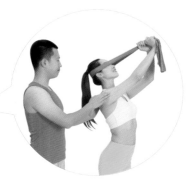

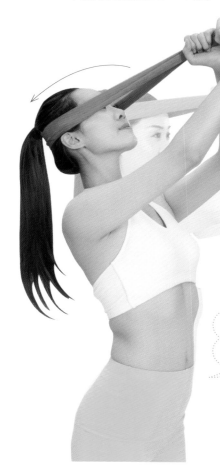

3 头部缓慢还原，整个过程持续 2～4 秒。

呼吸提示
颈部向后下发力过程中呼气。

呼吸
还原过程中吸气。

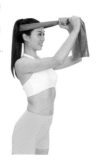

→**拉伸放松**

双手交叉，环抱于头后，向前下发力下压，尽力收紧下巴。

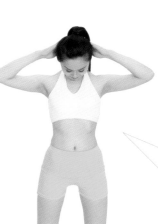

A. 动作发力时，出现耸肩。
B. 发力时上身后倾辅助发力。

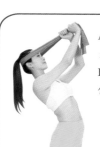

常见错误纠正

Tips:
持续 15～30 秒，整个过程中上身保持收腹挺胸，不可驼背，保持自然呼吸。

颈部
侧牵拉

锻炼部位 ↓

颈部两侧肌肉

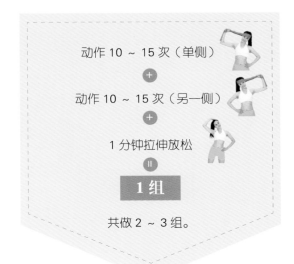

斜方肌

→流程与组数

动作 10 ~ 15 次（单侧）

+

动作 10 ~ 15 次（另一侧）

+

1 分钟拉伸放松

=

1 组

共做 2 ~ 3 组。

→步骤

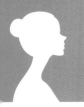
功效

a. 消除颈部两侧松弛的赘肉，打造良好的颈部曲线。

b. 有效减缓由不良坐姿引起的颈部酸痛感，预防"落枕"等问题的出现，锻炼颈部肌肉群，加强对颈部肌肉以及颈椎的保护。

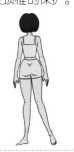

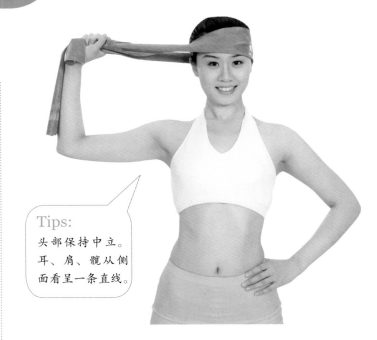

Tips:
头部保持中立。耳、肩、髋从侧面看呈一条直线。

1 双脚开立，与肩同宽，收腹挺胸，下颌微收；颈部保持直立，弹力带绕头部左侧缠绕，右手于头部同侧前上方抓住弹力带两端固定，保持弹力带紧绷。左手招腰保持身体稳定。

2 头部向左侧侧屈牵拉弹力带，尽量收紧斜方肌，整个过程持续 2 ~ 4 秒。

呼吸
颈部侧屈发力过程中呼气。

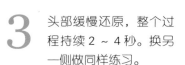

3 头部缓慢还原，整个过程持续 2 ~ 4 秒。换另一侧做同样练习。

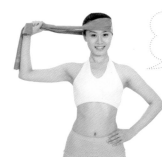

呼吸
还原过程中吸气。

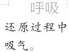

→拉伸放松

双侧完成练习后，分别进行单侧拉伸。双脚自然开立，收腹挺胸，颈部向练习反方向侧屈，同侧手轻按住头部向同侧辅助发力。

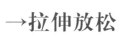

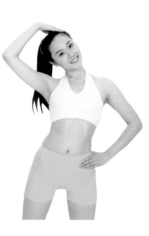

动作发力时，身体出现倾斜。

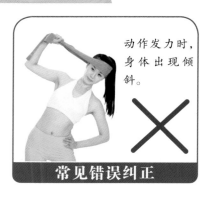

常见错误纠正

Tips:
保持 15 ~ 30 秒，力量适中，不可过大，整个过程保持自然呼吸。

紧致肩部，塑造美人肩

弹力带单臂侧平举

锻炼部位 ↓

三角肌中束

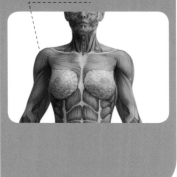

→流程与组数

动作 10 ~ 13 次（单侧）

+

动作 10 ~ 13 次（另一侧）

+

1 分钟拉伸放松

=

1 组

共做 2 ~ 3 组。

功效

a. 通过长时间练习可使肩部肌肉紧致，消除赘肉。

b. 增强肩部肌肉的力量，减少由于长时间开车、握鼠标等工作造成的肩部肌肉紧张，缓解酸痛感。

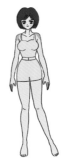

→步骤

1 双脚开立，与肩同宽，踩住弹力带，收腹挺胸，下颌微收，右手持弹力带一端，使手臂自然下垂时拉直弹力带。

Tips:
如果感觉无法保持身体的稳定性，另一只手可固定于腰间。

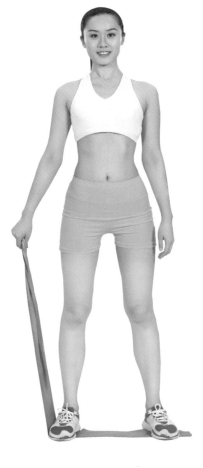

2 右臂保持自然弯曲向上做侧平举，当肘关节与肩部同高时停住，整个向上发力过程持续 2 ~ 4 秒。

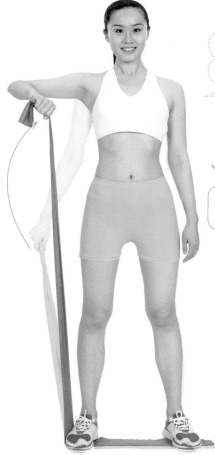

呼吸提示
单臂侧平举向上
发力时呼气。

3 单臂缓慢落下还原，整个过程持续 2 ~ 4 秒。换另一侧做同样练习。

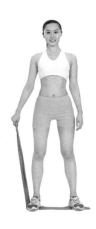

Tips:
肩部自然下沉。

呼吸
向下还原时
吸气。

→拉伸放松

双侧完成练习后，分别进行单侧拉伸。

将一侧手臂紧贴胸口向身体反侧自然伸直，掌心冲身体方向。另一侧手顶住拉伸一侧手臂肘关节向身体发力下压，保持 15 ~ 30 秒然后换手进行拉伸。

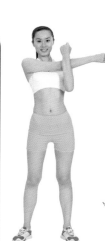

Tips:
整个过程保持自然呼吸。

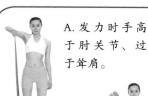

A. 发力时手高于肘关节、过于耸肩。

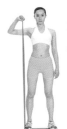

B. 发力时手腕过度发力。

常见错误纠正

弹力带
肩上提

·············

锻炼部位↓

三角肌中、前束

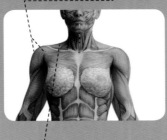

斜方肌

动作 10 ~ 13 次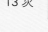

+

1 分钟拉伸放松

=

1 组

共做 2 ~ 3 组。

→步骤

功效

a. 有效锻炼三角肌的中、前束，减少赘肉，使肩前部线条突出，锁骨轮廓明显。

b. 同时加强三角肌力量，缓解肩部、颈部肌肉疲劳感。

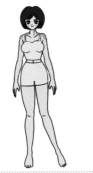

1 双脚开立，固定弹力带中间部位，收腹挺胸，下颌微收，双手抓握弹力带两侧，自然垂于身体两侧，保持弹力带拉直状态。

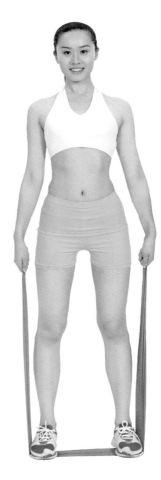

Tips:

弹力带收紧，耳、肩、髋从侧面看呈一条直线。

2 双手向上提弹力带至胸口，肘关节略高于手腕与肩部。发力过程持续 2 ~ 4 秒。

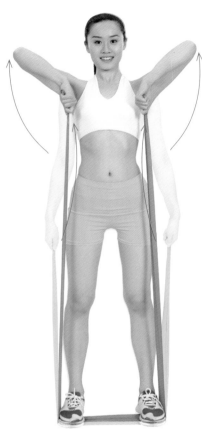

呼吸提示

双臂向上提拉弹力带过程中呼气。

Tips:

发力点在手肘不是手腕。

3 双臂缓慢落下还原，整个过程持续 2 ~ 4 秒。

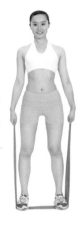

呼吸

还原过程中吸气。

→拉伸放松

将弹力带收至略宽于肩，双手在身体后侧抓住弹力带，手心向外。两手发力向外拉伸弹力带，双肩同时进行向外拉伸。

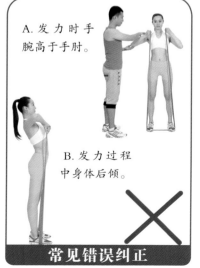

A. 发力时手腕高于手肘。

B. 发力过程中身体后倾。

常见错误纠正

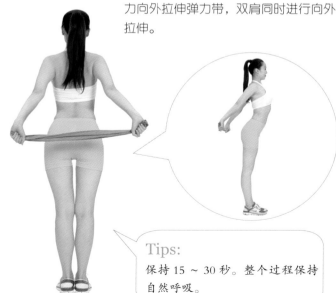

Tips:

保持 15 ~ 30 秒。整个过程保持自然呼吸。

弹力带俯身单臂侧平举

锻炼部位 ↓

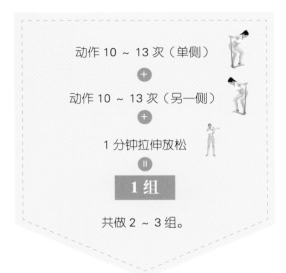

三角肌中、后束

斜方肌

→流程与组数

动作 10 ~ 13 次（单侧）

+

动作 10 ~ 13 次（另一侧）

+

1 分钟拉伸放松

=

1 组

共做 2 ~ 3 组。

→**步骤**

功效

a. 能加强肩部后束肌肉的力量，减少后肩部的赘肉堆积，使肩部线条显得更加紧凑。

b. 同时后束肌肉的加强可修正肩内收、含胸等不良姿态。

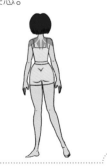

1 双脚开立，与肩同宽，将弹力带一端踩在双脚下，右手握住弹力带另一端，左手招腰；膝盖自然弯曲，上身前倾。

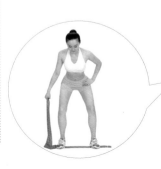

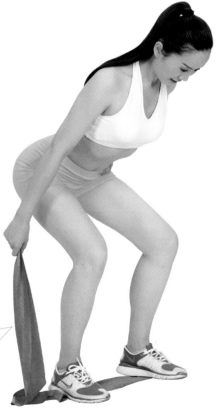

2 右手侧平举，手肘保持自然弯曲，直至手臂平行于地面。整个发力过程持续 2 ~ 4 秒。

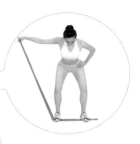

呼吸提示

双臂向上发力过程中呼气。

3 右手缓缓下落至起始位置，整个过程持续 2 ~ 4 秒。换另一侧做同样练习。

呼吸提示

双臂向下还原过程中吸气。

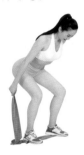

Tips:

屈髋并保持背部挺直。

→**拉伸放松**

双侧完成练习后，分别进行单侧拉伸。将一侧手臂紧贴胸口向身体反侧自然伸直，掌心冲身体方向。

另一侧手顶住拉伸一侧手臂的肘关节向身体方向压，保持 15~30 秒，然后换手进行拉伸。

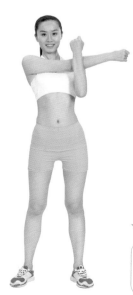

Tips:

整个过程保持自然呼吸。

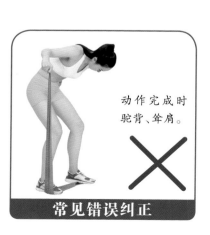

动作完成时驼背、耸肩。

✗

常见错误纠正

打造迷人美背

弹力带坐姿划船

锻炼部位 ↓

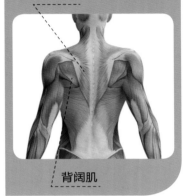

斜方肌

背阔肌

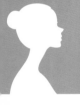

功效

a. 可以有效锻炼背阔肌，使肌肉收缩力变强，修正因长时间静坐而造成的驼背等不良姿态。

b. 同时对由驼背而造成的背部肌肉松弛产生的赘肉有着明显的削减作用。

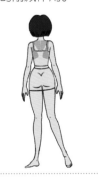

→流程与组数

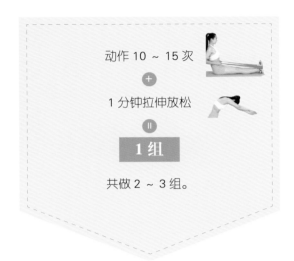

动作 10 ~ 15 次

+

1 分钟拉伸放松

=

1 组

共做 2 ~ 3 组。

→步骤

1 坐于瑜伽垫上，将弹力带绕双脚，双手抓住弹力带两端，手臂向前自然伸直时保持弹力带拉直，上身挺直，腿伸直。

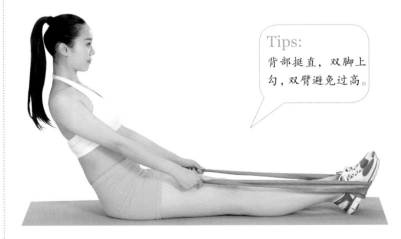

Tips:

背部挺直，双脚上勾，双臂避免过高。

2 两侧大臂紧贴身体，屈肘向后牵拉弹力带到最大位置，整个发力过程持续 2 ~ 4 秒。

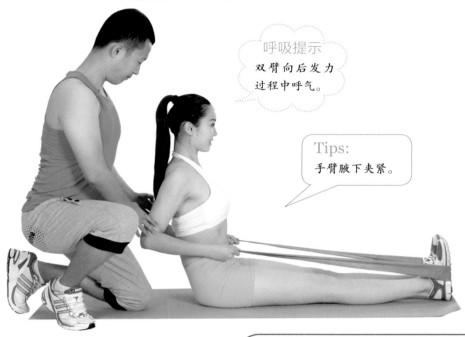

呼吸提示
双臂向后发力过程中呼气。

Tips:
手臂腋下夹紧。

3 双臂缓慢还原，整个过程持续 2 ~ 4 秒。

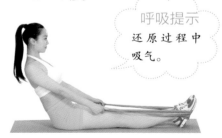

呼吸提示
还原过程中吸气。

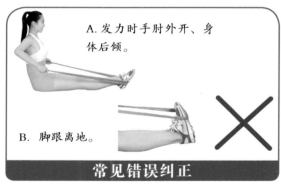

A. 发力时手肘外开、身体后倾。

B. 脚跟离地。

常见错误纠正

→拉伸放松

双手交叉手心相合，弓背拉伸。

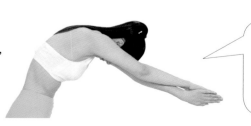

Tips:
保持 15 ~ 30 秒，整个过程中保持自然呼吸。

弹力带站姿直臂下压

锻炼部位 ↓

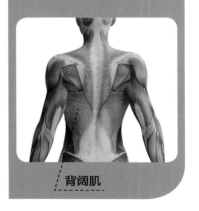

背阔肌

→流程与组数

动作 10 ~ 15 次

+

1 分钟拉伸放松

=

1 组

共做 2 ~ 3 组。

→步骤

功效

a. 可以减少背部外侧赘肉的产生，使整个背部更紧致，围度变小。

b. 同时斜方肌的练习对修正驼背姿态有良好的作用。

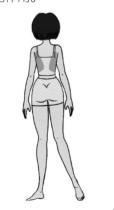

1 双脚开立，与肩同宽，膝盖自然弯曲，上身前倾，将弹力带绕固定点缠绕，双手抓住弹力带两端，两臂自然伸直，拉直弹力带。

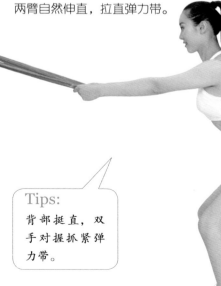

Tips:
背部挺直，双手对握抓紧弹力带。

2 两臂紧贴身体，手臂下压（尽量伸直），牵拉
弹力带直至双臂位于身体两侧，整个发力过程
持续 2 ~ 4 秒。

呼吸提示

双臂下压过程中
呼气。

3 双臂缓慢还原，整个过
程持续 2 ~ 4 秒。

呼吸提示

还原过程中
吸气。

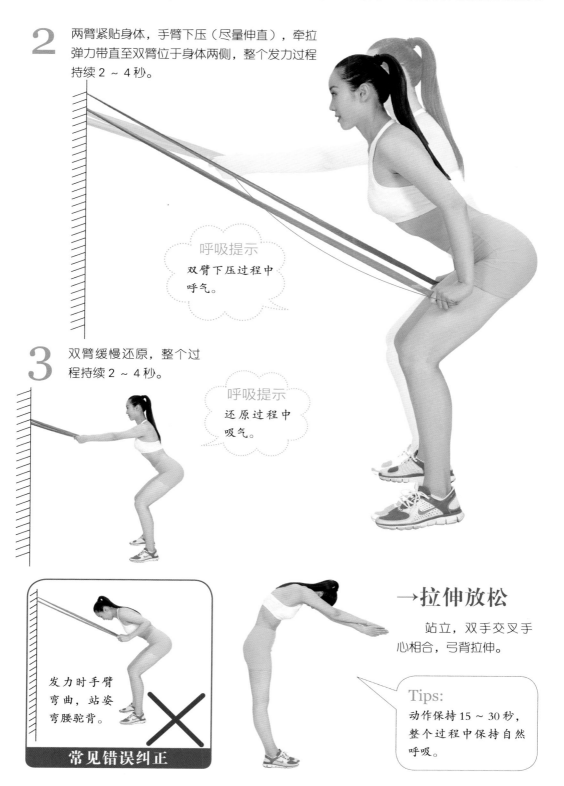

发力时手臂
弯曲，站姿
弯腰驼背。

常见错误纠正

→拉伸放松

站立，双手交叉手
心相合，弓背拉伸。

Tips:

动作保持 15 ~ 30 秒，
整个过程中保持自然
呼吸。

弹力带硬拉

锻炼部位 ↓

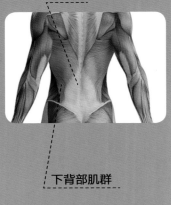

竖脊肌

下背部肌群

→流程与组数

动作 10 ~ 13 次

+

1 分钟拉伸放松

||

1 组

共做 2 ~ 3 组。

功效

a. 增强腰部肌肉力量与弹性，对脊椎起到良好的保护作用，减少松弛赘肉。

b. 同时，对腰背部肌肉的加强效果明显，能有效缓解因久坐而引起的腰背疼痛。

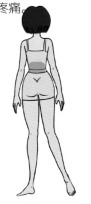

→步骤

1 双脚开立，比肩略宽，双脚踩住弹力带，双手抓握弹力带两端自然垂直于身前，将弹力带拉直，背部挺直。

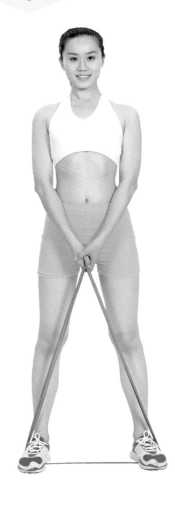

2 屈膝向下，至大腿与地面呈约 45° 夹角，屈髋上身向前倾斜，背部挺直，下颌微收。整个过程持续 2 ~ 4 秒。

呼吸提示
向下过程中
吸气。

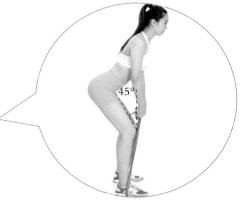

45°

Tips:
膝盖不要超
过脚尖。

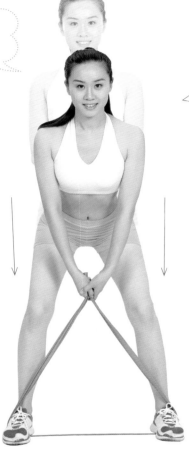

3 缓慢还原，收紧腰腹，向上牵拉弹力带至背部挺直。整个过程持续 2 ~ 4 秒。

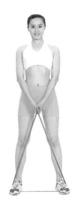

Tips:
发力时背部
保持直立。

呼吸提示
向上发力过程
中呼气。

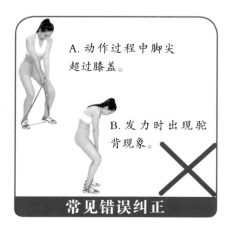

A. 动作过程中脚尖超过膝盖。

B. 发力时出现驼背现象。

×

常见错误纠正

→拉伸放松

双膝跪于瑜伽垫上，臀部尽量后坐，双臂向前伸直按住地面，收紧下巴，尽力弓背进行拉伸。

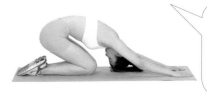

Tips:
持续 15 ~ 30 秒，
整个过程保持自
然呼吸。

丰胸，美化胸部曲线

弹力带直臂斜上牵拉

············

锻炼部位 ↓

三角肌前束

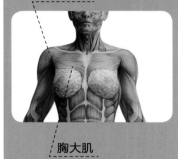

胸大肌

→流程与组数

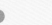

动作 10 ～ 13 次（单侧）

＋

动作 10 ～ 13 次（另一侧）

＋

1 分钟拉伸放松

＝

1 组

共做 2 ～ 3 组，
每组练习间隔 1 分钟。

→步骤

功效

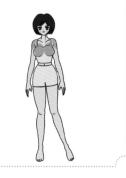

　a. 能明显加强胸大肌的内收肌群线条，使胸型向中间更加集中、紧凑。

　b. 同时减少胸大肌内侧的多余赘肉。

1　双脚开立，与肩同宽，收腹挺胸，下颌微收；将弹力带一端踩于脚下，右手抓握弹力带另一端，手臂向下自然伸直时拉直弹力带，左手招腰。

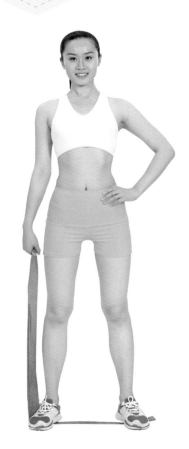

Tips:

耳、肩、髋从侧面看呈一条直线。身体保持中立，不要偏转。

2 右臂于身前斜上摆臂，牵拉弹力带至手臂略高于肩，整个过程持续 2 ～ 4 秒。

3 手臂缓慢下落还原，整个过程持续 2 ～ 4 秒。换另一侧做同样练习。

呼吸提示

单臂向上发力过程中呼气。

呼吸提示

还原过程中吸气。

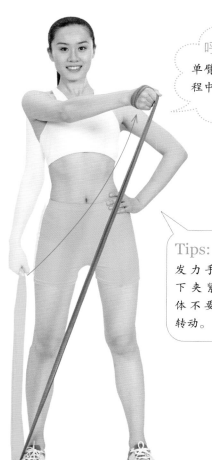

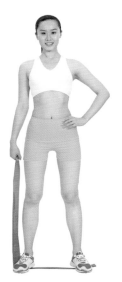

Tips:

发力手臂腋下夹紧，身体不要随之转动。

→拉伸放松

双侧完成练习后，进行拉伸放松。双脚打开，双手抓握向后，挺胸，尽力收紧肩胛骨。

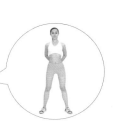

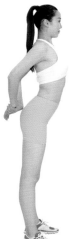

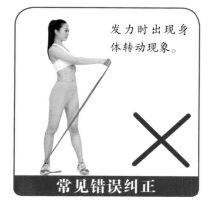

发力时出现身体转动现象。

常见错误纠正

Tips:

动作持续 15 ～ 30 秒，整个过程保持自然呼吸。

弹力带
卧姿推胸

···

锻炼部位 ↓

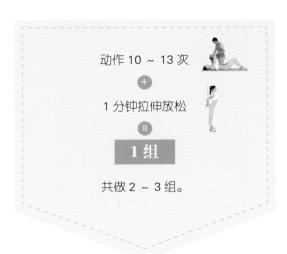

胸大肌

→流程与组数

动作 10 ~ 13 次

＋

1 分钟拉伸放松

＝

1 组

共做 2 ~ 3 组。

功效

a. 能有效控制胸部多余赘肉、副乳的产生。

b. 加强胸大肌的肌肉强度，对胸部中上位置塑形效果较为明显，能使胸部更加挺拔，胸型更加美观。

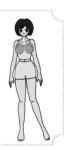

→步骤

1 平躺于瑜伽垫上，双手缠握住弹力带两端，将弹力带压于背部，双手略宽于肩的距离时保持弹力带拉直，屈肘 90° 向上，屈双膝，双脚踩实地面。

Tips:

收腹挺胸，下颌微收；手腕保持中立位，弹力带经肘关节外侧拉直。

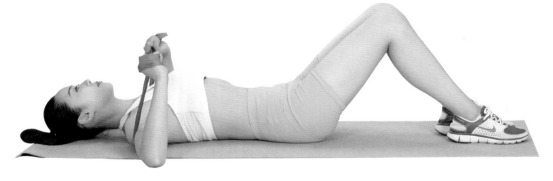

2 双臂向上推起，拉伸弹力带直至手臂伸直，整个过程持续 2 ~ 4 秒。

呼吸提示

双臂向上推起的过程中呼气。

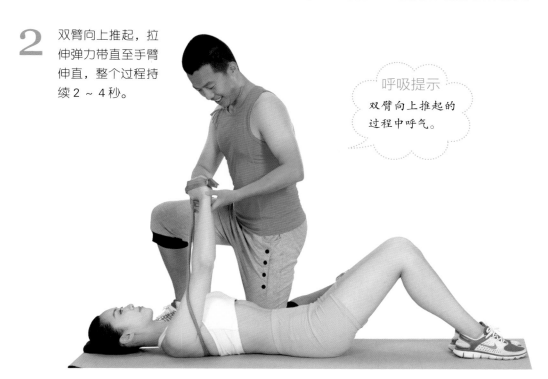

3 双臂缓慢还原，整个过程持续 2 ~ 4 秒。

呼吸提示

还原过程中吸气。

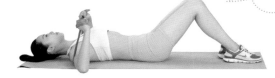

→拉伸放松

双脚打开，双手抓握向后，挺胸，尽力收紧肩胛骨。

弹力带固定位置不稳定，双臂发力过程错误。

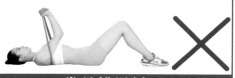

常见错误纠正

Tips:

动作持续 15 ~ 30 秒，整个拉伸过程保持自然呼吸。

纤细手臂

站姿
小臂弯举

锻炼部位↓

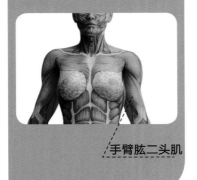

手臂肱二头肌

功效

能有效防止手臂的肌肉松弛，增强手臂前侧肱二头肌的肌肉力量，使松弛的肌肉更加紧致，富有弹性，手臂前侧的线条更加明显。

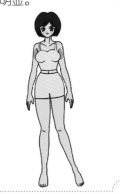

→流程与组数

动作 10 ~ 15 次

+

1 分钟拉伸放松

‖

1 组

共做 2 ~ 3 组。

→步骤

1 双脚开立，呈弓步，前脚踩住弹力带中间部分，双手抓住弹力带两端，双臂紧贴身体，自然下垂伸直，拉直弹力带，收腹挺胸，下颌微收。

Tips:
耳、肩、髋从侧面看呈一条直线。

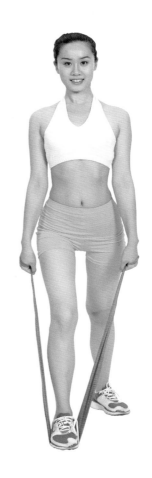

2 大臂固定，弯举小臂向上牵拉弹力带至感觉肱二头肌收紧到最大幅度。整个发力过程持续 2 ~ 4 秒。

呼吸提示
小臂向上发力弯举过程中呼气。

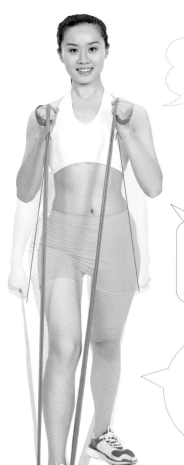

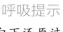

Tips:
发力时，双肘尽量紧贴身体。

3 双臂缓慢回落到起始位置，整个过程持续 2 ~ 4 秒。

呼吸提示
向下还原过程中吸气。

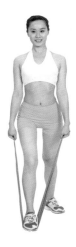

→**拉伸放松**

双脚开立，双臂直臂向后外旋，手掌心向外。

Tips:
保持 15 ~ 30 秒，整个过程保持自然呼吸。

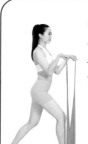

身体没有保持直立，前后晃动，发力时，大臂离开身体。

常见错误纠正

站姿俯身手臂屈伸

锻炼部位↓

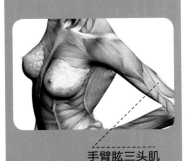

手臂肱三头肌

动作 10 ~ 15 次

＋

1 分钟拉伸放松

＝

1 组

共做 2 ~ 3 组。

→步骤

功效

能刺激女性运用较少的手臂后侧肌肉，坚持锻炼可以有效地抑制或消除"蝴蝶袖"的产生，使手臂更加纤细，线条更加明显。

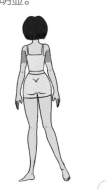

1 双脚开立，呈弓步，前脚踩住弹力带中间位置，双手抓握弹力带两端，大臂固定、夹紧身体，小臂自然下垂时拉直弹力带，收腹挺胸，下颌微收，屈髋身体前倾。

Tips:
身体前倾时不能塌腰，背部挺直。双臂腋下夹紧。

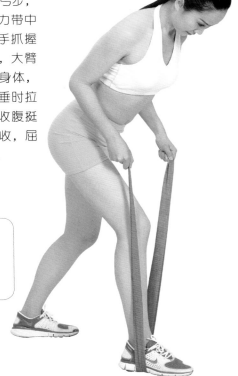

50

2 发力伸直小臂，向后上牵拉弹力带至小臂完全伸直，整个发力过程持续 2 ～ 4 秒。

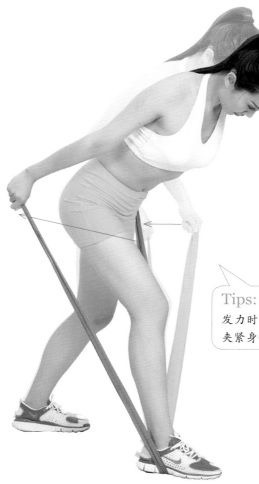

呼吸提示

小臂向后上伸直过程中呼气。

3 小臂慢慢还原，整个过程持续 2 ～ 4 秒。

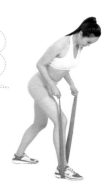

呼吸提示

还原过程中吸气。

Tips:

发力时，肘关节夹紧身体。

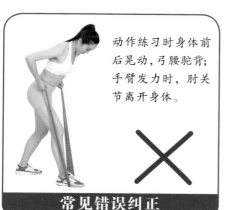

动作练习时身体前后晃动，弓腰驼背；手臂发力时，肘关节离开身体。

×

常见错误纠正

→拉伸放松

双脚自然开立，一侧手臂屈肘在颈后部弯曲，对侧手按住其肘关节往身体内侧按压。

Tips:

动作持续 15 ～ 30 秒。两侧手臂交换进行拉伸放松。整个拉伸过程保持自然呼吸。

站姿 小臂屈伸

锻炼部位 ↓

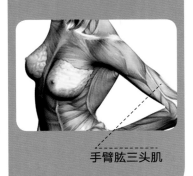

手臂肱三头肌

→流程与组数

动作 10 ~ 13 次（单侧）

+

动作 10 ~ 13 次（另一侧）

+

1 分钟拉伸放松

‖

1 组

共做 2 ~ 3 组。

→步骤

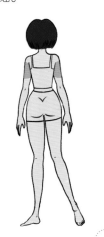

功效

加强刺激手臂后侧肌肉，适用于肩部比较灵活的练习者，使手臂更加纤细。

1 双脚开立，与肩同宽，双手缠绕弹力带两端，右手屈臂于背后，手背固定于腰间，左手屈臂于颈后，将弹力带拉直，收腹挺胸，下颌微收。

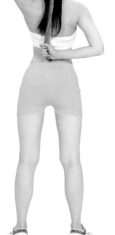

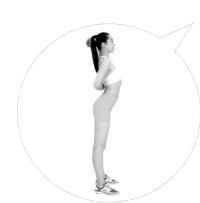

Tips:
耳、肩、髋从侧面看呈一条直线，背部要保持直立。

2 左手大臂不动，小臂向上发力牵拉弹力带至手臂伸直，右手保持不动。整个发力过程持续2～4秒。

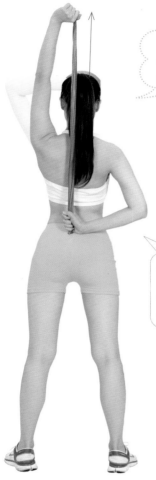

呼吸提示

小臂向上发力过程中呼气。

Tips:

发力时大臂要保持稳定。

3 手臂慢慢还原，整个过程持续2～4秒。换另一侧做同样练习。

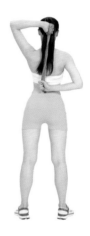

呼吸提示

还原过程中吸气。

→拉伸放松

双脚自然开立，一侧手臂屈肘在颈后部弯曲，对侧手按住其肘关节往身体内侧按压。

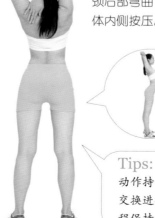

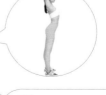

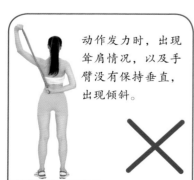

动作发力时，出现耸肩情况，以及手臂没有保持垂直，出现倾斜。

✕

常见错误纠正

Tips:

动作持续15～30秒。两侧手臂交换进行拉伸放松。整个拉伸过程保持自然呼吸。

站姿手腕屈

....

锻炼部位 ↓

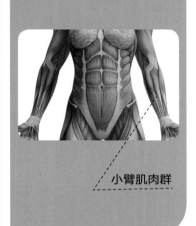

小臂肌肉群

动作 10 ~ 13 次

＋

1 分钟拉伸放松

＝

1 组

共做 2 ~ 3 组。

→步骤

功效

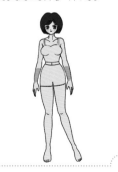

a. 可以有效刺激到小臂肌肉，避免小臂过于松弛，美化小臂线条。

b. 同时增强手腕力量，能够对手腕起到良好的保护作用。

1 双脚开立，呈弓步，前脚踩住弹力带中间部分，双手缠绕抓住弹力带两端，双臂紧贴身体，自然下垂伸直，拉直弹力带，收腹挺胸，下颌微收。

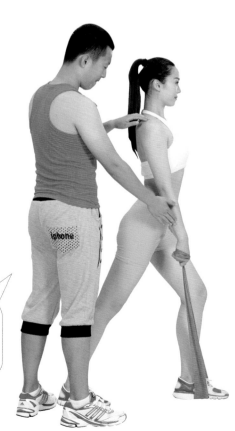

Tips:
双手掌心向前抓握弹力带。

2 手臂固定不动，屈腕向上发力，牵拉弹力带至手腕活动最大幅度。整个发力过程持续 2 ~ 4 秒。

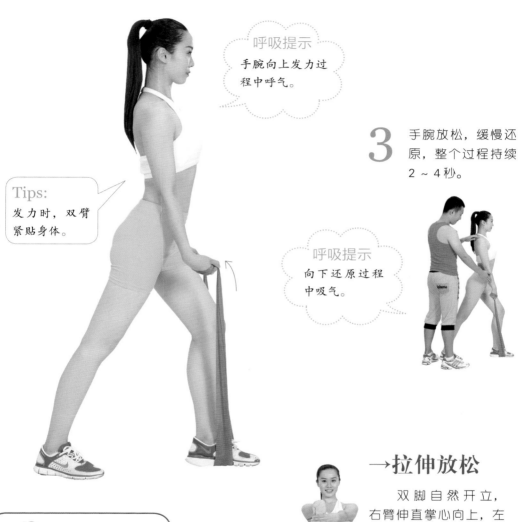

呼吸提示
手腕向上发力过程中呼气。

Tips:
发力时，双臂紧贴身体。

3 手腕放松，缓慢还原，整个过程持续2 ~ 4秒。

呼吸提示
向下还原过程中吸气。

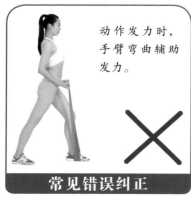

动作发力时，手臂弯曲辅助发力。

常见错误纠正

→拉伸放松

双脚自然开立，右臂伸直掌心向上，左手压右手掌向下，持续15 ~ 30秒。然后换另一侧拉伸。

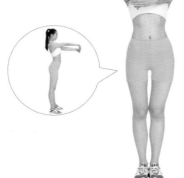

Tips:
整个拉伸过程保持自然呼吸。

告别小肚腩，紧实小腹

弹力带卷腹

· · · · · · · · · · · · · · · · ·

锻炼部位 ↓

腹肌上腹部

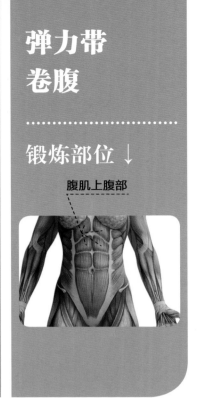

→流程与组数

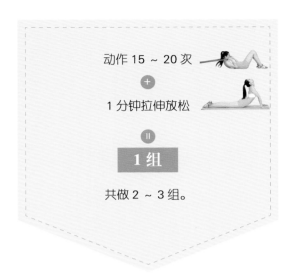

动作 15 ~ 20 次

+

1 分钟拉伸放松

=

1 组

共做 2 ~ 3 组。

功效

能显著增强腹部肌肉力量，还可以使上腹部线条更加明显。

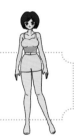

→步骤

1 将弹力带绕较低点固定，仰卧，头部紧贴垫子，双手握住弹力带两端，双臂屈肘于胸前，拉直弹力带，屈膝，双脚在垫子上踩实。

Tips:
身体保持中立，不要偏转。

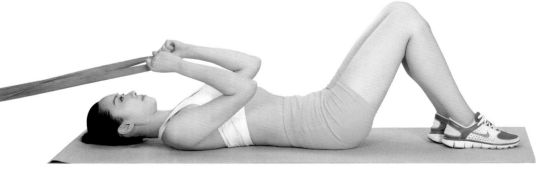

2 下身不动，缓慢抬起上身卷上腹，腹肌发力向上牵拉弹力带，尽力收紧腹肌。整个过程持续 2 ~ 4 秒。

呼吸提示
身体向上发力过程中呼气。

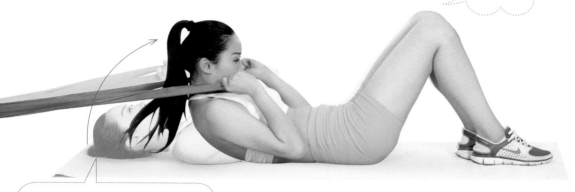

Tips:
发力过程中双臂要夹紧贴于胸前，身体不要完全坐起。

3 身体缓慢回落，保持头部离地，整个过程持续 2 ~ 4 秒。

呼吸提示
还原过程中吸气。

Tips:
此动作下落回起始位置时，头部不要接触地面，始终保持腹肌紧张状态。

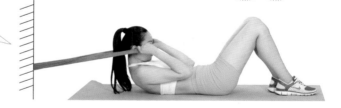

→拉伸放松

俯卧于瑜伽垫上，双手直臂将上身撑起，尽量抬高头部拉伸，髋关节、腿、脚背紧贴地面。

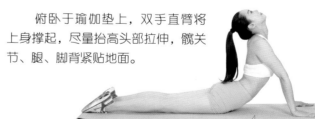

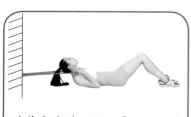

动作发力时，颈部发力，未收紧下颚。

常见错误纠正

Tips:
持续 15 ~ 30 秒，整个过程保持自然呼吸。支撑时不可发力过猛，以免使腰部肌肉受伤。

弹力带
仰卧举腿

·········

锻炼部位 ↓

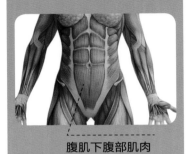

腹肌下腹部肌肉

→流程与组数

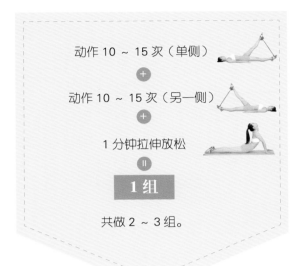

动作 10 ~ 15 次（单侧）

+

动作 10 ~ 15 次（另一侧）

+

1 分钟拉伸放松

=

1 组

共做 2 ~ 3 组。

功效

可以加强小腹肌肉的力量，控制小腹脂肪堆积，减少小腹赘肉，使腹部线条更加明显。

→步骤

1 平卧，将弹力带分别固定于两脚，双腿自然伸直，双手放于身体两侧，掌心向下保持稳定。

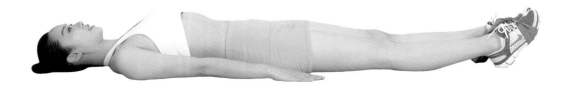

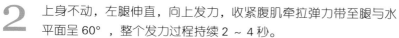
2 上身不动，左腿伸直，向上发力，收紧腹肌牵拉弹力带至腿与水平面呈60°，整个发力过程持续2～4秒。

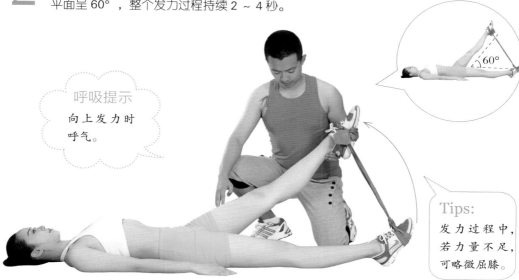

呼吸提示

向上发力时呼气。

Tips:

发力过程中，若力量不足，可略微屈膝。

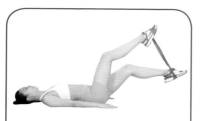

发力时膝盖过于弯曲；下侧腿抬起，没有起到固定作用。

常见错误纠正

3 还原到起始位置，整个发力过程持续2～4秒。然后换右腿进行交叉练习。

呼吸提示

还原时吸气。

→拉伸放松

俯卧于瑜伽垫上，双手直臂将上身撑起，尽量抬高头部拉伸，髋关节、腿、脚背紧贴地面。

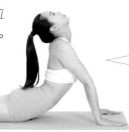

Tips:

持续15～30秒，整个过程保持自然呼吸。支撑时不可发力过猛，以免使腰部肌肉受伤。

甩掉脂肪，瘦出小蛮腰

站姿单臂侧牵拉

锻炼部位↓

两侧腹内、外斜肌

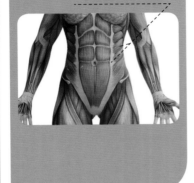

→流程与组数

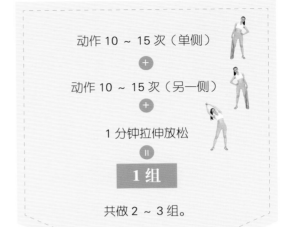

动作 10 ～ 15 次（单侧）

＋

动作 10 ～ 15 次（另一侧）

＋

1 分钟拉伸放松

＝

1 组

共做 2 ～ 3 组。

→步骤

功效

可以加强腹肌两侧肌肉力量，使腹部两侧向中收紧，削减赘肉，腰围变小，紧致侧腰肌肉，使腰部曲线更加完美。

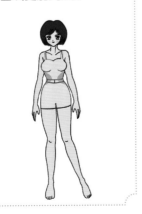

1 双脚开立，与肩同宽，右脚踩住弹力带中间位置，右手抓握住弹力带两端，自然下垂时保持弹力带拉直。左手掐腰，收腹挺胸，下颌微收。

Tips:
耳、肩、髋从侧面看呈一条直线。

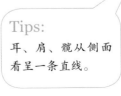

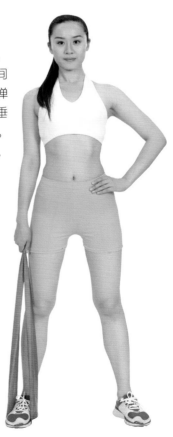

2 上身向左屈至最大幅度，右手臂保持伸直，向上伸拉弹力带，整个发力过程持续2～4秒。

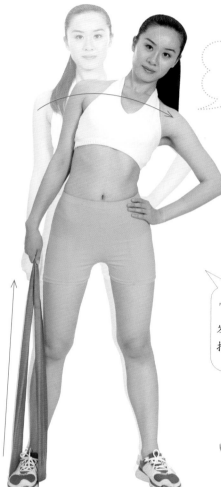

呼吸提示
屈体过程中呼气。

3 身体缓慢还原，整个过程持续2～4秒。换另一侧做同样练习。

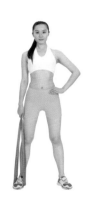

呼吸提示
还原过程中吸气。

Tips:
发力时髋骨保持中立位置。

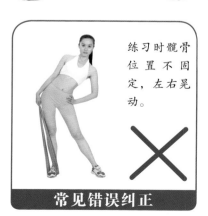

练习时髋骨位置不固定，左右晃动。

常见错误纠正

→拉伸放松

双侧完成练习后，分别进行单侧拉伸。双脚打开，身体直立，双手于头顶直臂抱拳，身体向与练习动作相反方向进行屈体拉伸。

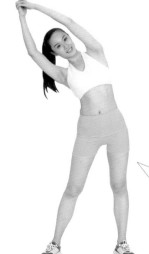

Tips:
拉伸放松持续15～30秒，整个过程中保持自然呼吸。

屈臂侧转体

锻炼部位 ↓

两侧腹内、外斜肌

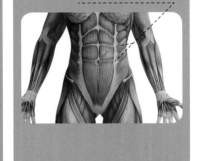

→流程与组数

动作 10 ~ 15 次（单侧）

+

动作 10 ~ 15 次（另一侧）

+

1 分钟拉伸放松

=

1 组

共做 2 ~ 3 组。

→步骤

功效

a. 可以加强腹肌两侧肌肉力量，使腹部两侧向中间收紧，削减赘肉，侧腹部肌肉更加紧致，腰围变小。

b. 加强肌肉的弹性，使腰部曲线变得更加完美。

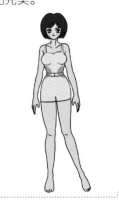

1 双脚开立，与肩同宽，将弹力带固定在与腰水平同高的位置，双手握住弹力带，屈臂紧贴身体，双手放于右侧腰间位置，将弹力带拉直，收腹挺胸，下颌微收。

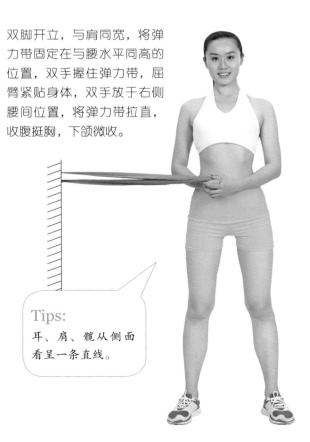

Tips:
耳、肩、髋从侧面看呈一条直线。

2 手臂不动，身体向左侧转体至最大幅度，整个发力过程持续 2 ~ 4 秒。

3 身体缓慢还原，整个过程持续 2 ~ 4 秒。换另一侧做同样练习。

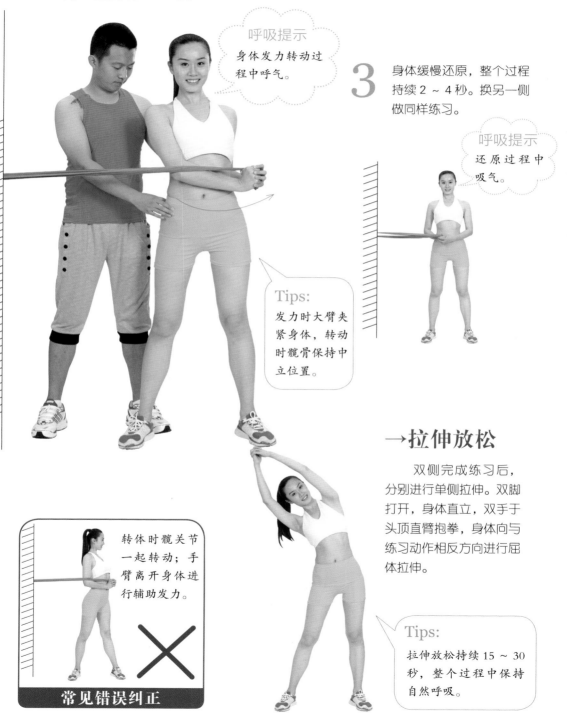

呼吸提示
身体发力转动过程中呼气。

呼吸提示
还原过程中吸气。

Tips:
发力时大臂夹紧身体，转动时髋骨保持中立位置。

转体时髋关节一起转动；手臂离开身体进行辅助发力。

常见错误纠正

→**拉伸放松**

双侧完成练习后，分别进行单侧拉伸。双脚打开，身体直立，双手于头顶直臂抱拳，身体向与练习动作相反方向进行屈体拉伸。

Tips:
拉伸放松持续 15 ~ 30 秒，整个过程中保持自然呼吸。

提臀，塑造性感翘臀

侧卧弹力带外展

锻炼部位↓

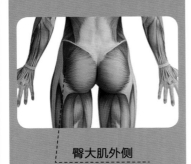

臀大肌外侧

→流程与组数

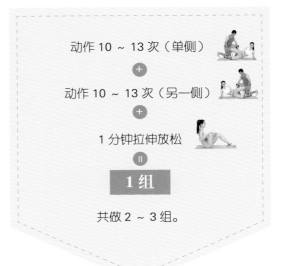

动作 10 ~ 13 次（单侧）

+

动作 10 ~ 13 次（另一侧）

+

1 分钟拉伸放松

=

1 组

共做 2 ~ 3 组。

→步骤

功效

能有效锻炼到臀部外侧肌肉，能更有效地从两侧收紧臀部线条。增强臀部两侧内收肌肉的力量，减小臀部轮廓。

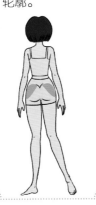

1 侧卧，将弹力带系环，套在双膝上，双膝屈膝 90°，侧并于瑜伽垫上。

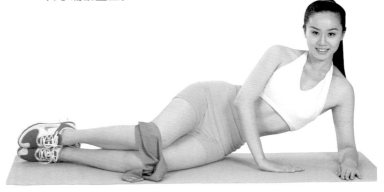

Tips:

左臂屈臂支撑上身，右臂于体前稳定身体。

2 以双脚为轴，右腿膝盖向上打开，牵拉弹力带至髋关节最大幅度。左腿稳定于瑜伽垫上。整个过程持续 2 ~ 4 秒。

呼吸提示
向上发力时呼气。

Tips:
腿向上发力时，髋关节保持中立位置。

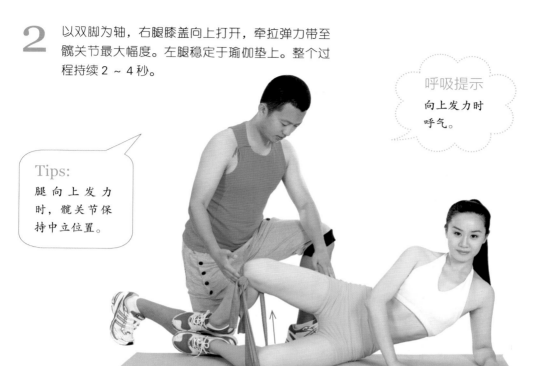

3 缓慢还原至起始位置，整个过程持续 2 ~ 4 秒。换另一侧做同样练习。

呼吸提示
还原时吸气。

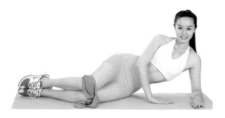

→拉伸放松

双侧完成练习后，分别进行单侧拉伸。上身直立坐在瑜伽垫上，一侧腿屈膝踩实地面，另一侧腿盘腿搭于膝盖处，身体下压，拉伸放松。

完成动作时出现身体偏转。

常见错误纠正

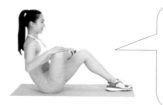

Tips:
持续 15 ~ 30 秒，整个过程保持自然呼吸。拉伸时避免发力过猛，以免造成韧带拉伤。

弹力带
站姿后摆腿

· · · · · · · · · · · · · · · · · · · ·

锻炼部位 ↓

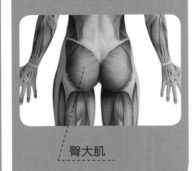

臀大肌

→流程与组数

动作 10 ~ 13 次（单侧）

+

动作 10 ~ 13 次（另一侧）

+

1 分钟拉伸放松

=

1 组

共做 2 ~ 3 组。

→步骤

能有效锻炼到臀部肌肉，增加臀部肌肉的弹性，使肌肉更加紧致、臀部上翘。

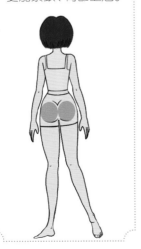

1 双脚前后开立，将弹力带系成环状，左脚踩住环状弹力带一边，右腿向后自然拉直弹力带。上身保持直立，收腹挺胸，下颌微收。

Tips:

练习腿脚面稍稍离开地面。耳、肩、髋从侧面看呈一条直线。

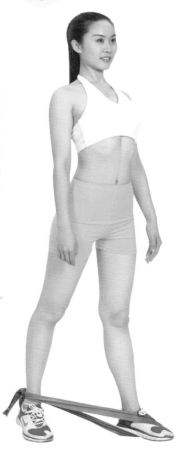

2 双手掐腰保持稳定，右腿向后发力牵拉弹力带，尽力收紧臀大肌，整个过程持续 2 ~ 4 秒。

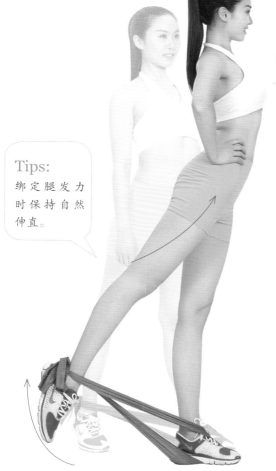

呼吸提示
向后摆腿发力过程中呼气。

Tips:
绑定腿发力时保持自然伸直。

3 缓慢还原，整个过程持续 2 ~ 4 秒。换另一侧做同样练习。

呼吸提示
还原过程中吸气。

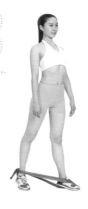

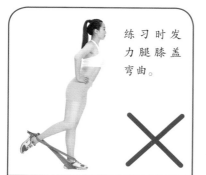

练习时发力腿膝盖弯曲。

常见错误纠正

→拉伸放松

双侧完成练习后，分别进行单侧拉伸。上身直立坐于瑜伽垫上，一侧腿屈膝踩实地面，另一侧腿盘腿搭于膝盖处，身体下压，拉伸放松。

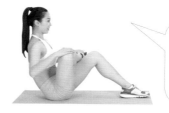

Tips:
持续 15 ~ 30 秒，整个过程保持自然呼吸。

站姿腿外展

锻炼部位 ↓

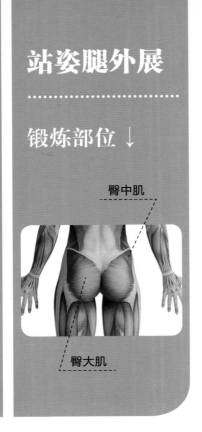

臀中肌

臀大肌

→流程与组数

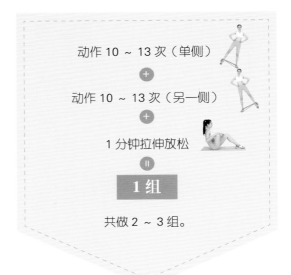

动作 10 ～ 13 次（单侧）

+

动作 10 ～ 13 次（另一侧）

+

1 分钟拉伸放松

=

1 组

共做 2 ～ 3 组。

→步骤

功效

能有效锻炼到臀部中部和外侧，增加臀部肌肉的弹性，减少赘肉，臀围逐步减小，臀部上翘，形成完美曲线。

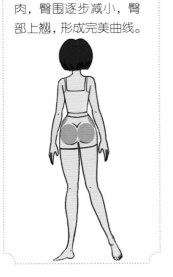

1 双脚开立，将弹力带系成环状，左脚踩住环状弹力带一边，右腿向外自然拉直弹力带，上身保持直立，收腹挺胸，下颌微收。

Tips:

练习侧脚稍稍离开地面。耳、肩、髋从侧面看呈一条直线。

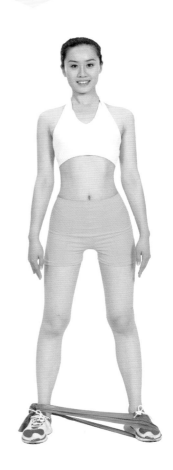

68

2 双手扤腰保持稳定，左脚踩实地面，右脚脚背向前侧
摆腿，尽力收紧臀大肌，发力向上牵拉弹力带，整个
发力过程持续 2～4 秒。

呼吸提示

侧摆腿发力过程
中呼气。

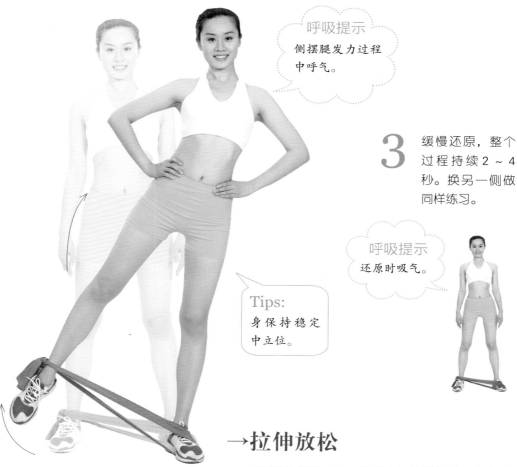

Tips:
身保持稳定
中立位。

3 缓慢还原，整个
过程持续 2～4
秒。换另一侧做
同样练习。

呼吸提示

还原时吸气。

→拉伸放松

双侧完成练习后，分别进行单侧拉伸。坐在瑜
伽垫上，上身直立，一侧腿屈膝踩实地面，另一侧腿
盘腿搭于膝盖处，身体下压，拉伸放松。

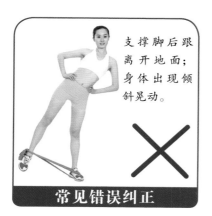

支撑脚后跟
离开地面；
身体出现倾
斜晃动。

常见错误纠正

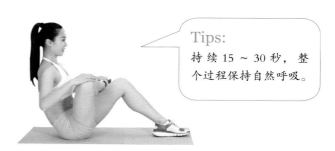

Tips:
持续 15～30 秒，整
个过程保持自然呼吸。

瘦腿，塑造完美腿形

站姿前踢腿

锻炼部位 ↓

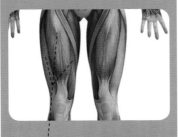

大腿前侧股四头肌

→流程与组数

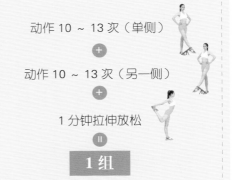

动作 10 ~ 13 次（单侧）

+

动作 10 ~ 13 次（另一侧）

+

1 分钟拉伸放松

=

1 组

共做 2 ~ 3 组。

→步骤

功效

对大腿前侧锻炼效果明显，使原本松弛的肌肉变得紧致有弹性，坚持练习能消耗大腿脂肪，有效减小大腿的围度，打造完美腿形。

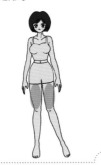

1 双脚开立，将弹力带系成环状，左腿脚踩住环状弹力带一边，右脚套上弹力带，自然拉直弹力带，收腹挺胸，下颌微收。

Tips:
耳、肩、髋从侧面看呈一条直线。

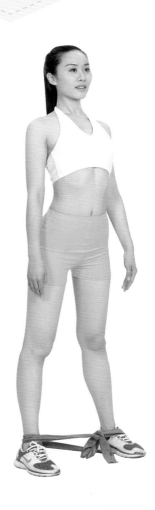

2 双手掐腰保持稳定，右腿向前上发力，牵拉弹力带至发力最大程度，整个发力过程持续 2 ～ 4 秒。

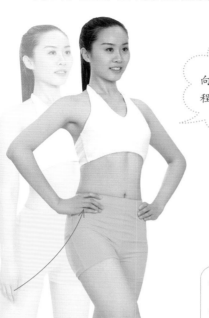

呼吸提示

向上举腿发力过程中呼气。

3 缓慢还原，整个过程持续 2 ～ 4 秒。换另一侧做同样练习。

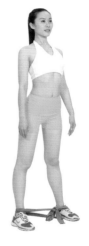

呼吸提示

还原过程中吸气。

Tips:

发力腿保持自然伸直

→拉伸放松

双侧完成练习后，分别进行单侧拉伸。练习侧腿小腿弯曲，置于体后，手臂由身后向上提拉脚腕，拉伸放松，对侧脚稳定站立。

Tips:

拉伸持续 15 ～ 30 秒，整个过程保持自然呼吸。

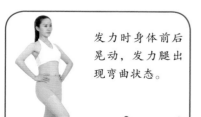

发力时身体前后晃动，发力腿出现弯曲状态。

常见错误纠正

站姿内摆腿

锻炼部位 ↓

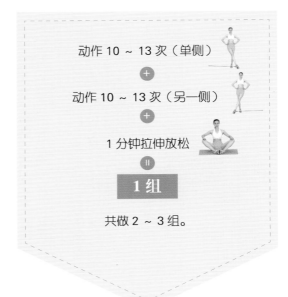

大腿内侧内收肌群

→流程与组数

动作 10 ~ 13 次（单侧）

+

动作 10 ~ 13 次（另一侧）

+

1 分钟拉伸放松

=

1 组

共做 2 ~ 3 组。

→步骤

功效

能刺激到比较薄弱的大腿内侧，使原本松弛的肌肉得到良好的锻炼。坚持练习可以使大腿内侧变得有弹性，美化整个腿部线条，纤细大腿轮廓。

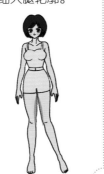

1 双腿开立，将弹力带一端固定在较低的位置，另一端绑在右脚，左脚踩实地面站立，双手掐腰，收腹挺胸，下颌微收。

Tips:
被绑定脚稍稍离开地面。耳、肩、髋从侧面看呈一条直线。

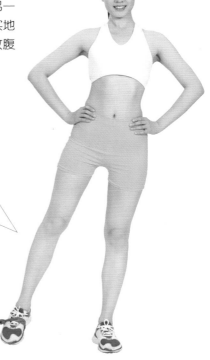

2 右脚向左侧发力侧摆，牵拉弹力带，尽力收紧腿内侧肌肉。整个发力过程持续 2 ~ 4 秒。

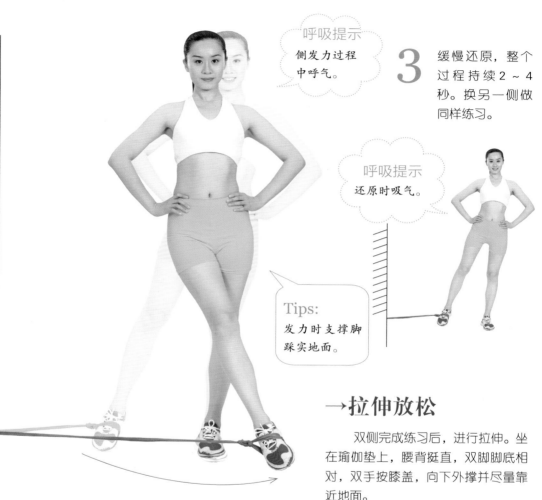

呼吸提示

侧发力过程中呼气。

3 缓慢还原，整个过程持续 2 ~ 4 秒。换另一侧做同样练习。

呼吸提示

还原时吸气。

Tips:

发力时支撑脚踩实地面。

→拉伸放松

双侧完成练习后，进行拉伸。坐在瑜伽垫上，腰背挺直，双脚脚底相对，双手按膝盖，向下外撑并尽量靠近地面。

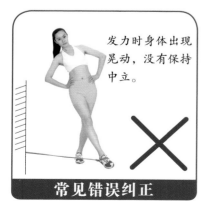

发力时身体出现晃动，没有保持中立。

✕

常见错误纠正

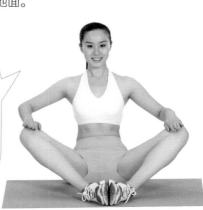

Tips:

保持这个姿势 15 ~ 30 秒，整个过程保持自然呼吸。

站姿后屈腿

锻炼部位 ↓

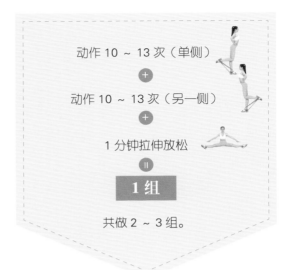

大腿后侧肌肉

→流程与组数

动作 10 ~ 13 次（单侧）

+

动作 10 ~ 13 次（另一侧）

+

1 分钟拉伸放松

=

1 组

共做 2 ~ 3 组。

功效

此练习对大腿后侧锻炼效果明显。大腿后侧囤积了大量的赘肉，坚持练习可以不断消耗此部分脂肪，减小大腿围度，减少赘肉，美化腿部线条。

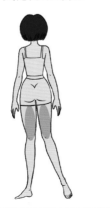

→步骤

1 双脚前后站立，将弹力带系成环状，左脚踩住环状弹力带一边，右脚向后自然拉直弹力带，上身保持直立，收腹挺胸，下颌微收，双手掐腰保持稳定。

Tips:
耳、肩、髋从侧面看呈一条直线。

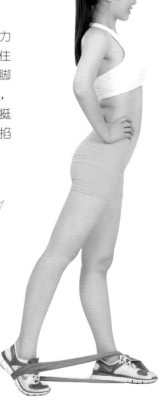

2 右腿小腿屈向上弯举，牵拉弹力带至尽力收紧小腿。整个发力过程持续2~4秒。

呼吸提示

向后弯举小腿过程中呼气。

3 缓慢还原，整个过程持续2~4秒。换另一侧做同样练习。

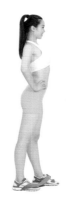

呼吸提示

还原过程中吸气。

Tips:

发力时，后腿膝盖夹紧支撑腿。

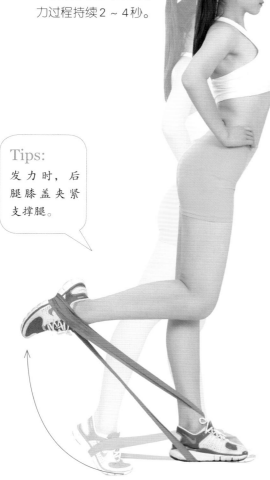

→ 拉伸放松

双侧完成练习后，进行拉伸。上身直立，坐于瑜伽垫上，双腿打开，向下俯身进行拉伸。

发力时身体前后晃动，没有保持中立位置。发力腿膝盖过于向前。

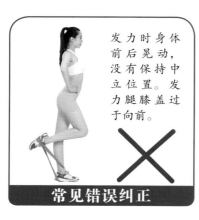

✕

常见错误纠正

Tips:

持续15~30秒，整个过程保持自然呼吸。

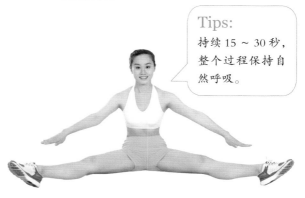

坐立
脚踝下压

·····································

锻炼部位 ↓

小腿肌肉群

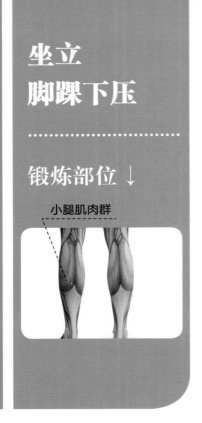

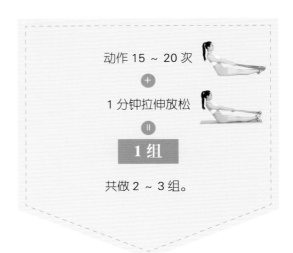

动作 15 ~ 20 次

+

1 分钟拉伸放松

=

1 组

共做 2 ~ 3 组。

→贴心提醒

也可将弹力带缠在脚上，更安全。

功效

对小腿后侧有明显的锻炼效果，可以加强肌肉力量，减少赘肉，又不会因力量过大而产生过于明显的肌肉线条。能纤细小腿，美化腿部曲线。

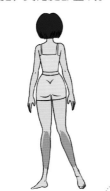

→步骤

1 坐在瑜伽垫上，上身挺直，双脚勾脚尖，将弹力带缠绕在双脚前脚掌上，双手握住弹力带两端，拉直弹力带，手臂伸直，双腿伸直。

Tips:
腿保持自然伸直，不要屈膝。

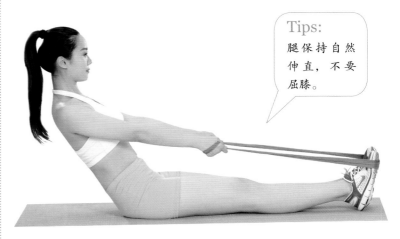

2 下压脚踝，向前下牵拉弹力带至脚背绷直，整个过程持续 2 ~ 4 秒。

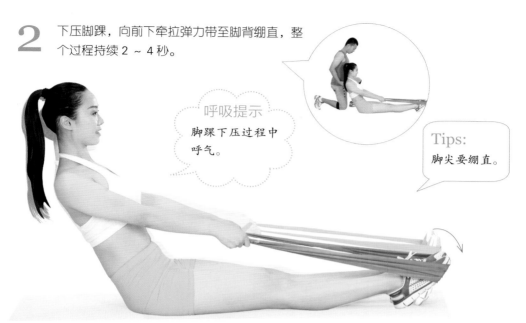

呼吸提示
脚踝下压过程中
呼气。

Tips:
脚尖要绷直。

发力时脚踝
左右倾斜。

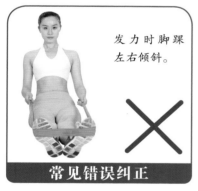

常见错误纠正

3 缓慢还原，整个过程持续 2 ~ 4 秒。

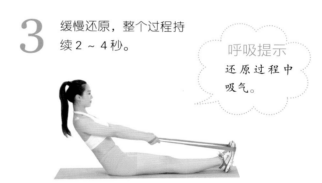

呼吸提示
还原过程中
吸气。

→拉伸放松

保持与步骤 1 同样的动作，将弹力带尽力向后牵拉，充分地屈脚踝。

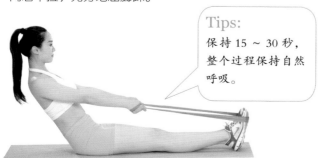

Tips:
保持 15 ~ 30 秒，
整个过程保持自然
呼吸。

→你也可以这样做

发力时屈肘，会得到更多的额外阻力，使练习效果更佳。

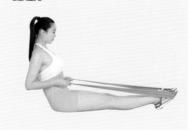

Part 4
超瘦身组合

——完美曲线，全身燃脂

打造极致性感＋健康身材，弹力带组合练习是非常棒的方法。

本部分以前面动作为基础，加入新动作，形成套路组合。

如果有时间，每天进行10分钟连续练习，让全身脂肪都跃动起来，调动起身体肌肉，迅速燃烧脂肪，消除赘肉。

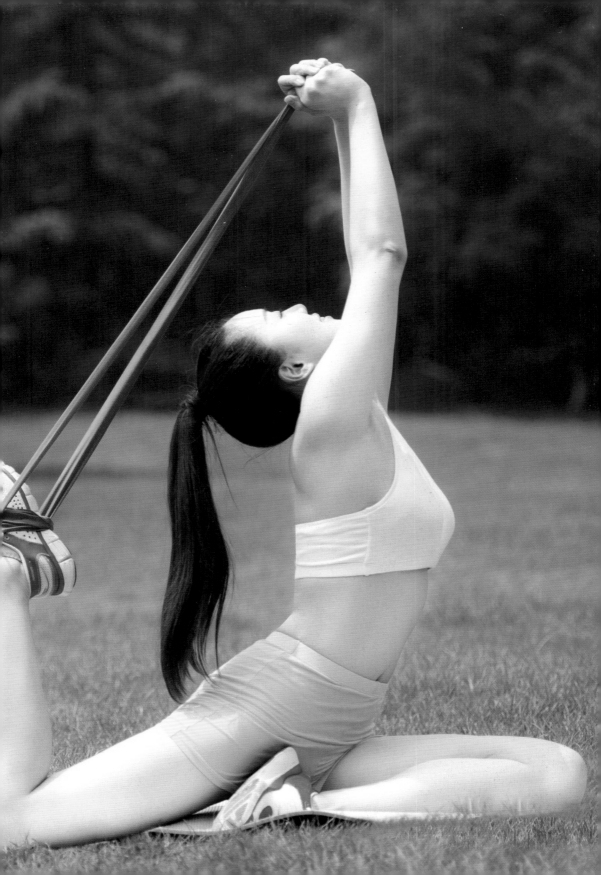

1/上肢绳操小组合

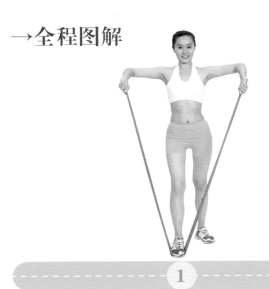

1

弹力带肩飞鸟

进行 1 组，完成
12 ～ 15 次动作。

→整体功效

可以对整个上肢部分进行集中、系统的训练。对整个颈、肩、背有着较为明显的锻炼效果，加强肌肉的力量，可以有效缓解因长时间伏案工作或不良坐姿造成的肌肉酸痛。同时，对手臂、胸部的赘肉的消除也有良好的作用。

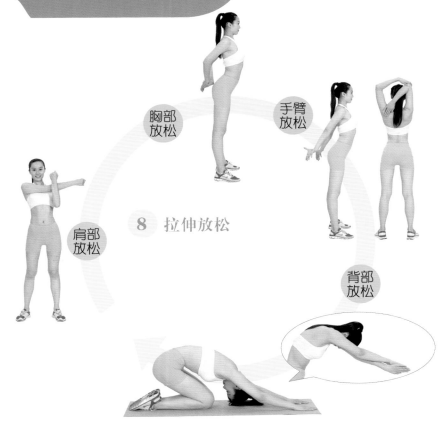

胸部放松

手臂放松

8 拉伸放松

肩部放松

背部放松

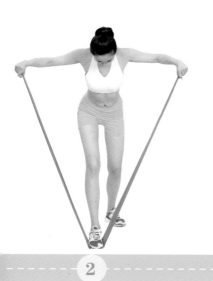
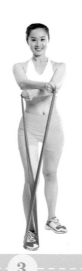
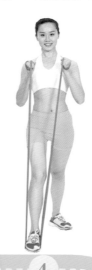

②

弹力带俯身肩飞鸟

进行1组，完成
12～15次动作。

③

弹力带斜上夹胸

进行1组，完成
12～15次动作。

④

站姿小臂弯举

进行1组，完成
12～15次动作。

弹力带硬拉

进行1组，完成
10～13次动作。

弹力带俯身划船

进行1组，完成
12～15次动作。

站姿俯身手臂屈伸

进行1组，完成
12～15次动作。

⑦

⑥

⑤

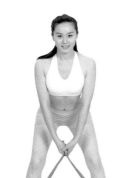
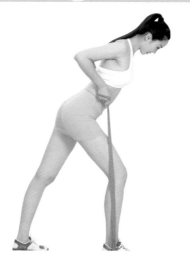
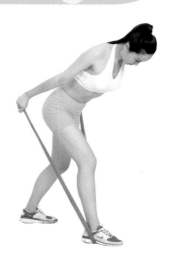

→分步详解

①弹力带肩飞鸟

锻炼部位↓

三角肌中束

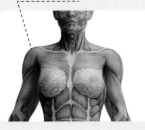

→流程与组数

进行 1 组，完成 12 ~ 15 次动作。

→步骤

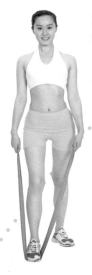

1-1-1

双脚前后开立，收腹挺胸，下颌微收。前脚踩住弹力带中间位置固定，双手抓握住弹力带两端，放于身体两侧。

Tips:
耳、肩、髋从侧面看呈一条直线。

1-1-2

双臂保持自然弯曲向上做侧平举，手与肘关节在同一水平线。当肘关节与肩部同高时停住。整个向上发力过程持续 2 ~ 4 秒。

1-1-3

双臂缓慢落下还原，整个过程持续 2 ~ 4 秒。

呼吸提示
向下还原时吸气。

呼吸提示
手臂侧平举向上发力时呼气。

Tips:
肩部自然下沉，发力点是手肘而不是手腕。

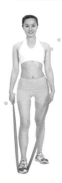

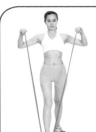

发力时手高于肘关节；发力时过于耸肩。

常见错误纠正

② 弹力带俯身肩飞鸟

→步骤

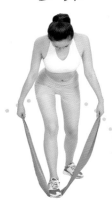

1-2-1
双脚前后开立，收腹挺胸，上身前倾。前脚踩住弹力带中间位置固定，双手抓握住弹力带两端，垂直于胸前。

Tips:
上身前倾时背部挺直。

锻炼部位↓

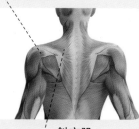

三角肌后束

斜方肌

→**流程与组数**
进行 1 组，完成 12 ~ 15 次动作。

1-2-2
双臂保持自然弯曲向后上做侧平举，手与肘关节在同一水平线。当肘关节与肩部同高时停住。整个向后上方发力过程持续 2 ~ 4 秒。

呼吸提示
手臂侧平举向后发力时呼气。

呼吸提示
向下还原时吸气。

1-2-3
双臂缓慢落下还原，整个过程持续 2 ~ 4 秒。

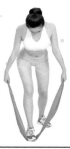

Tips:
肩部自然下沉，发力点是手肘而不是手腕。

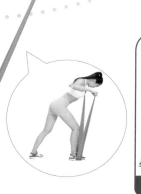

发力时手高于肘关节、过于耸肩。

常见错误纠正

③ 弹力带斜上夹胸

锻炼部位 ↓

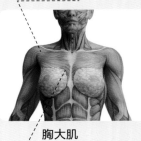

三角肌前束

胸大肌

→ 流程与组数

进行 1 组，完成 12 ~ 15 次动作。

→ 步骤

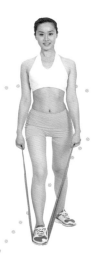

1-3-1

双脚前后开立，收腹挺胸，下颌微收，前脚固定住弹力带中间位置，双手抓握住弹力带两端，放于身体两侧。

Tips:
耳、肩、髋从侧面看呈一条直线。

1-3-3

手臂缓慢下落还原，整个过程持续 2 ~ 4 秒。

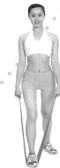

呼吸提示
还原过程中吸气。

1-3-2

双臂于身前斜上内收牵拉弹力带至发力最大幅度，整个过程持续 2 ~ 4 秒。

呼吸提示
手臂向上发力过程中呼气。

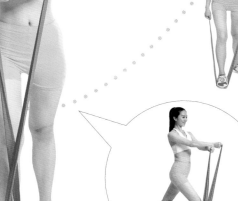

Tips:
发力时手臂腋下夹紧，身体不要跟着转动。

④ 站姿小臂弯举

→步骤

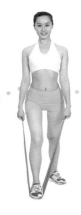

1-4-1

双脚开立，呈弓步，收腹挺胸，下颌微收。前脚踩住弹力带中间部分，双手抓住弹力带两端，双臂紧贴身体，自然下垂伸直，拉直弹力带。

Tips:
双手掌心向前抓握弹力带。

锻炼部位↓

手臂肱二头肌

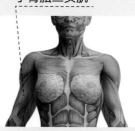

→流程与组数

进行 1 组，完成 12 ~ 15 次动作。

1-4-2

大臂固定，弯举小臂向上牵拉弹力带至感觉肱二头肌收紧到最大幅度。整个发力过程持续 2 ~ 4 秒。

呼吸提示
小臂向上发力弯举过程中呼气。

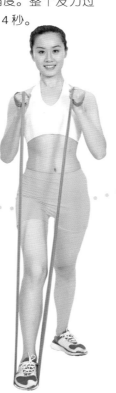

1-4-3

双臂缓慢回落到起始位置，整个过程持续 2 ~ 4 秒。

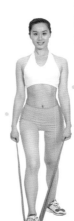

呼吸提示
向下还原过程中吸气。

Tips:
发力时，双肘尽量贴紧身体。

⑤ 站姿俯身手臂屈伸

锻炼部位↓

手臂肱三头肌

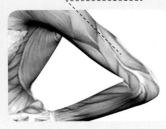

→流程与组数

进行 1 组，完成 12 ~ 15 次动作。

→步骤

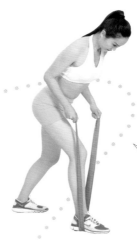

1-5-1
双脚弓步开立，收腹挺胸，下颌微收，屈髋身体前倾。前脚踩住弹力带中间位置，双手抓握弹力带两端，大臂固定、夹紧身体，小臂自然下垂时拉直弹力带。

Tips:
双臂腋下夹紧。

1-5-3
小臂慢慢还原，整个过程持续 2 ~ 4 秒。

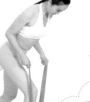

呼吸提示
还原过程中吸气。

1-5-2
发力伸直小臂，向后上牵拉弹力带至小臂完全伸直，整个发力过程持续 2 ~ 4 秒。

呼吸提示
小臂向后上伸直过程中呼气。

Tips:
发力时，肘关节尽量夹紧身体。

❻ 弹力带俯身划船

→步骤

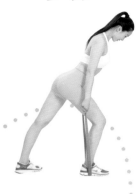

1-6-1
双脚弓步开立，收腹挺胸，下颌微收，屈髋身体前倾。前脚踩住弹力带中间位置，双手抓握弹力带两端，大臂固定、夹紧身体，小臂自然下垂时拉直弹力带。

1-6-2
双臂向后向上发力，大臂夹紧身体牵拉弹力带至最大幅度，整个过程持续2 ~ 4秒。

呼吸提示
手臂向上发力过程中呼气。

Tips:
发力过程中整个背部挺直。

锻炼部位↓

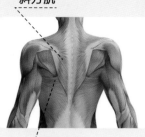

斜方肌

背阔肌

→流程与组数
进行 1 组，完成 12 ~ 15 次动作。

1-6-3
双臂还原至起始位置，整个过程持续2 ~ 4秒。

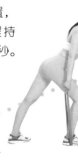

呼吸提示
还原过程中吸气。

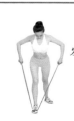

发力时手肘外开。

常见错误纠正

❼ 弹力带硬拉

锻炼部位↓

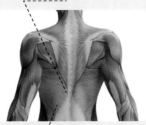

竖脊肌

下背部肌群

→流程与组数

进行 1 组，完成 10 ~ 13 次动作。

→步骤

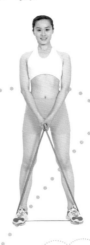

1-7-1

双脚开立比肩略宽。双脚踩住弹力带，双手抓握弹力带两端，自然垂直于身前，背部挺直。

Tips:

耳、肩、髋从侧面看呈一条直线。

1-7-3

缓慢还原，收紧腰腹，向上牵拉弹力带至背部挺直。整个过程持续 2 ~ 4 秒。

呼吸提示

向上发力过程中呼气。

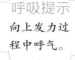

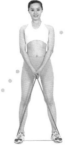

Tips:

发力时背部保持直立。

1-7-2

屈膝向下，至大腿与地面呈约 45° 夹角，屈髋上身向前倾斜，背部挺直，下颌微收。整个过程持续 2 ~ 4 秒。

呼吸提示

向下过程中吸气。

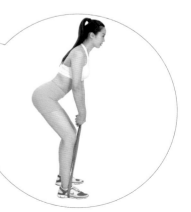

Tips:

膝盖不要超过脚尖。

⑧拉伸放松

1-8-1 肩部放松

将右侧手臂紧贴胸口向身体反侧自然伸直，手心冲身体方向。左侧手臂顶住右侧肘关节，向身体方向发力下压，保持 15～30 秒，然后换手进行拉伸。

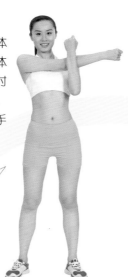

Tips:
整个过程保持自然呼吸，双手可握拳或五指伸开。

1-8-2 胸部放松

双脚打开，双手抓握向后，挺胸，尽力收紧肩胛骨。

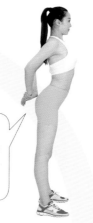

Tips:
动作持续 15～30 秒，整个过程保持自然呼吸。

1-8-4 背部放松

放松1

双手交叉手心相合，弓背拉伸。

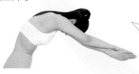

Tips:
保持 10～15 秒，整个过程中保持自然呼吸。

放松2

双膝跪于瑜伽垫上，臀部尽量后坐，双臂向前伸直按住地面，收紧下巴，尽力弓背进行拉伸。

Tips:
持续 15～30 秒，整个过程保持自然呼吸。

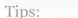

1-8-3 手臂放松

放松1

双脚开立，双臂直臂向后外旋，手掌心向外。

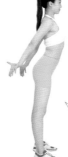

Tips:
保持 10～15 秒，整个过程保持自然呼吸。

放松2

双脚自然开立，一侧手臂屈肘在颈后部弯曲，对侧手按住其肘关节往身体内侧按压。

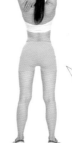
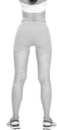

Tips:
动作持续 10～15 秒。两侧手臂交换进行拉伸放松。整个拉伸过程中保持自然呼吸。

2/下肢训练小组合

→全程图解

先来看一下本套动作的流程方法。

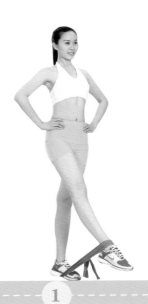

→整体功效

可以对下肢进行集中和系统的练习。较为密集的训练能有效增强下肢的力量，对平日忽略下肢力量训练的人群来说是比较好的选择。小负荷多次数的练习能使肌肉的力量增长而不会带来较大的身体冲击。对长期顽固于腿部、臀部的赘肉有着较好的消减效果。

1

站姿前踢腿

进行 1 组，两侧分别完成 12 ~ 15 次动作。

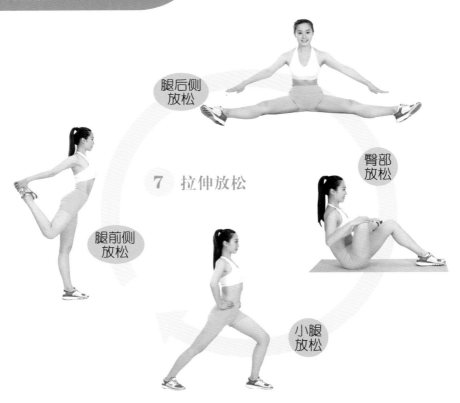

腿后侧放松

臀部放松

7 拉伸放松

腿前侧放松

小腿放松

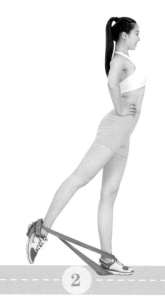

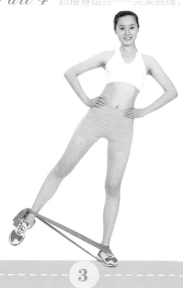

2 弹力带站姿后摆腿

进行 1 组，两侧分别完成 12 ～ 15 次动作。

3 站姿腿外展

进行 1 组，两侧分别完成 12 ～ 15 次动作。

6 弹力带立踵

进行 1 组，完成 12 ～ 15 次动作。

5 弹力带深蹲

进行 1 组，完成 12 ～ 15 次动作。

4 站姿后屈腿

进行 1 组，两侧分别完成 12 ～ 15 次动作。

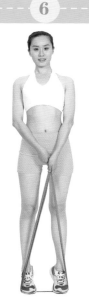

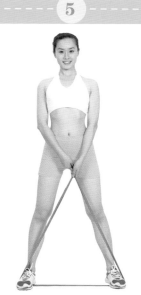

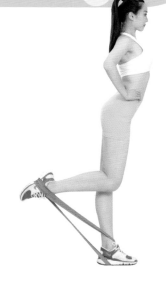

→分步详解

① 站姿前踢腿

→步骤

锻炼部位↓

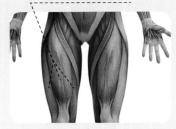

大腿前侧股四头肌

→流程与组数

进行1组，两侧分别完成
12 ~ 15次动作。

2-1-1
双脚打开自然站立，收腹挺胸，
下颌微收，将弹力带系成环状，
左脚踩住环状弹力带一边，右脚
套上弹力带，自然拉直弹力带。

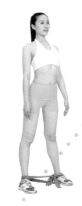

Tips:
耳、肩、髋从侧面
看呈一条直线。

呼吸提示
还原过程中
吸气。

2-1-2
双手插腰保持稳定，右腿向
前上发力，牵拉弹力带至发
力最大程度，整个发力过程
持续2 ~ 4秒。

呼吸提示
向上举腿发力过
程中呼气。

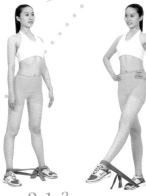

2-1-3
缓慢还原，整个过程持
续2 ~ 4秒。换另一侧
做同样练习。

Tips:
发力腿保持自
然伸直。

② 弹力带站姿后摆腿

→步骤

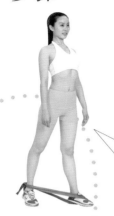

2-2-1
双脚自然前后开立，收腹挺胸，下颌微收，将弹力带系成环状，左脚踩住环状弹力带一边，右腿向后自然拉直弹力带。上身保持直立。

Tips:
练习时右腿脚面稍稍离开地面。

锻炼部位↓

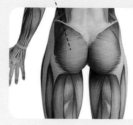
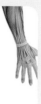

臀大肌

→流程与组数
进行1组，两侧分别完成12～15次动作。

2-2-2
双手招腰保持稳定，右腿向后发力牵拉弹力带，尽力收紧臀大肌，整个过程持续2～4秒。

呼吸提示
向后摆腿发力过程中呼气。

Tips:
绑定腿发力时保持自然伸直。

呼吸提示
还原过程中吸气。

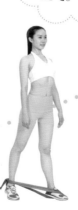
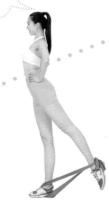

2-2-3
缓慢还原，整个过程持续2～4秒。换另一侧做同样练习。

③ 站姿腿外展

锻炼部位 ↓

臀中肌

臀大肌

→ 流程与组数

进行 1 组，两侧分别完成 12 ~ 15 次动作。

→ 步骤

2-3-1
双脚自然开立，收腹挺胸，下颌微收。将弹力带系成环状，左脚踩住环状弹力带一边，右腿向外自然拉直弹力带。上身保持直立。

Tips:
耳、肩、髋从侧面看呈一条直线。

呼吸提示
还原时吸气。

2-3-2
双手招腰保持稳定，左脚踩实地面，右脚脚背向前侧摆腿，尽力收紧臀大肌，发力向上牵拉弹力带，整个发力过程持续 2 ~ 4 秒。

呼吸提示
侧摆腿发力过程中呼气。

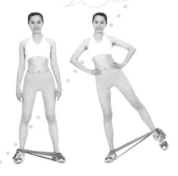

2-3-3
缓慢还原，整个过程持续 2 ~ 4 秒。换另一侧做同样练习。

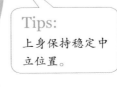

Tips:
上身保持稳定中立位置。

④ 站姿后屈腿

→步骤

2-4-1

双脚前后站立，收腹挺胸，下颌微收，双手掐腰保持稳定。将弹力带系成环状，左脚踩住环状弹力带一边，右脚向后自然拉直弹力带，上身保持直立。

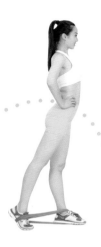

Tips:

耳、肩、髋从侧面看呈一条直线。

锻炼部位↓

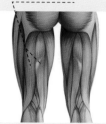

大腿后侧肌肉

→流程与组数

进行1组，两侧分别完成12～15次动作。

2-4-2

右腿小腿向上弯屈，牵拉弹力带至尽力收紧小腿。整个发力过程持续2～4秒。

呼吸提示

向后弯举小腿过程中呼气。

呼吸提示

还原过程中吸气。

Tips:

发力时，后腿膝盖夹紧支撑腿。

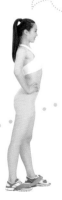
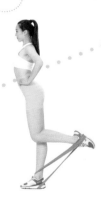

2-4-3

缓慢还原，整个过程持续2～4秒。换另一侧做同样练习。

⑤ 弹力带深蹲

锻炼部位↓

大腿股四头肌

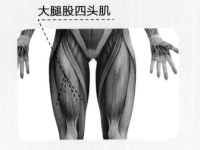

→流程与组数

进行1组，完成12～15次动作。

→步骤

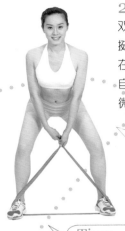

2-5-1
双脚左右开立，比肩略宽，收腹挺胸，下颌微收。将弹力带固定在双脚下，双手抓握弹力带两端自然垂于身前，屈膝屈髋身体略微前倾，将弹力带拉直。

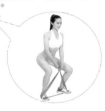

Tips:
膝盖不要超过脚尖，膝盖向前。

2-5-2
发力向上牵拉弹力带至膝盖伸直，上身挺直，整个过程持续2～4秒，保持呼气。

呼吸提示
上身挺直过程中呼气。

呼吸提示
还原过程中吸气。

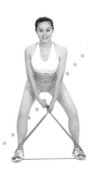

2-5-3
缓慢还原至起始位置，整个过程持续2～4秒。

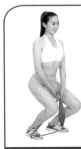

发力时身体过于前倾，完成动作过程中膝盖超过脚尖。

常见错误纠正

⑥ 弹力带立踵

→步骤

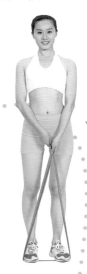

2-6-1

双脚左右开立，用双脚前脚掌踩住弹力带，双手抓握弹力带两端自然垂于身前，拉直弹力带。

Tips:
耳、肩、髋从侧面看呈一条直线。

锻炼部位 ↓

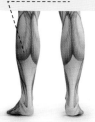

小腿肌肉群

→流程与组数

进行1组，完成12～15次动作。

2-6-2

立脚尖发力向上牵拉弹力带，直至到达最高点，整个发力过程持续2～4秒，保持呼气。

呼吸提示
立脚尖发力向上过程中呼气。

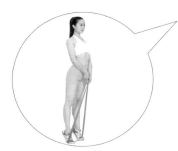

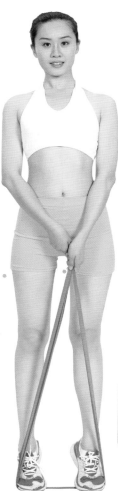

Tips:
保持上身挺直。

2-6-3

缓慢还原，整个过程持续2～4秒。

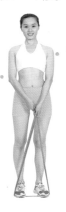

呼吸提示
还原过程中吸气。

❼ 拉伸放松

2-7-1 腿前侧放松

练习一侧的腿小腿弯曲，
置于体后，手臂由身后向
上提拉脚踝，拉伸放松，
对侧脚稳定站立。双腿交
换进行拉伸放松。

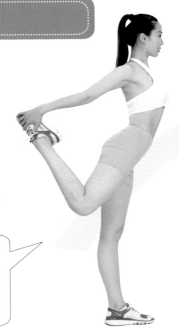

Tips:

拉伸持续 15 ～ 30
秒，整个过程保持
自然呼吸。

2-7-4 小腿放松

双脚打开呈弓步，重心移
到前脚，同时后脚保持脚
面不要离地，拉伸后方小
腿肌肉。持续 10 ～ 15秒。
双腿交换进行拉伸放松。

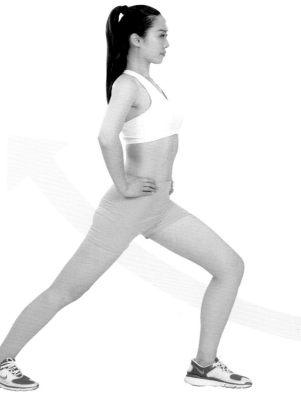

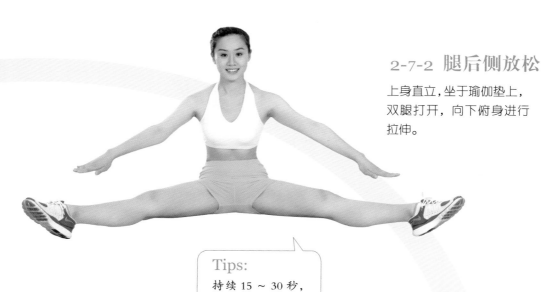

2-7-2 腿后侧放松

上身直立，坐于瑜伽垫上，双腿打开，向下俯身进行拉伸。

Tips:
持续 15 ～ 30 秒，整个过程保持自然呼吸。

Tips:
持续 15 ～ 30 秒，整个过程保持自然呼吸。

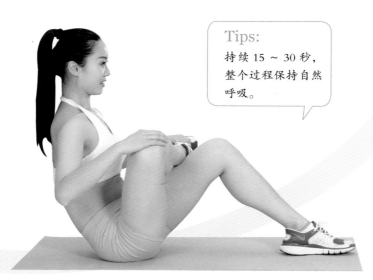

2-7-3 臀部放松

上身直立坐于瑜伽垫上，一侧腿屈膝踩实地面，另一侧腿盘腿搭于膝盖处，身体下压，拉伸放松。双腿交换拉伸。

Part 5
随时随地
——绳操 + 徒手操瘦身技巧

弹力带的练习很自由，几乎只要有一根弹力带在身边，随时随地就可以进行各种想要的练习，来消除那些让人心烦的赘肉。

有时候没有弹力带在身边，怎么办呢？没关系，本章中还为大家特别介绍徒手瘦身方法。

随时随地享"瘦"美丽吧！

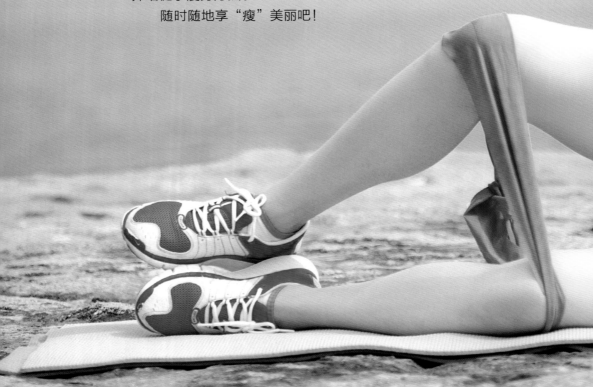

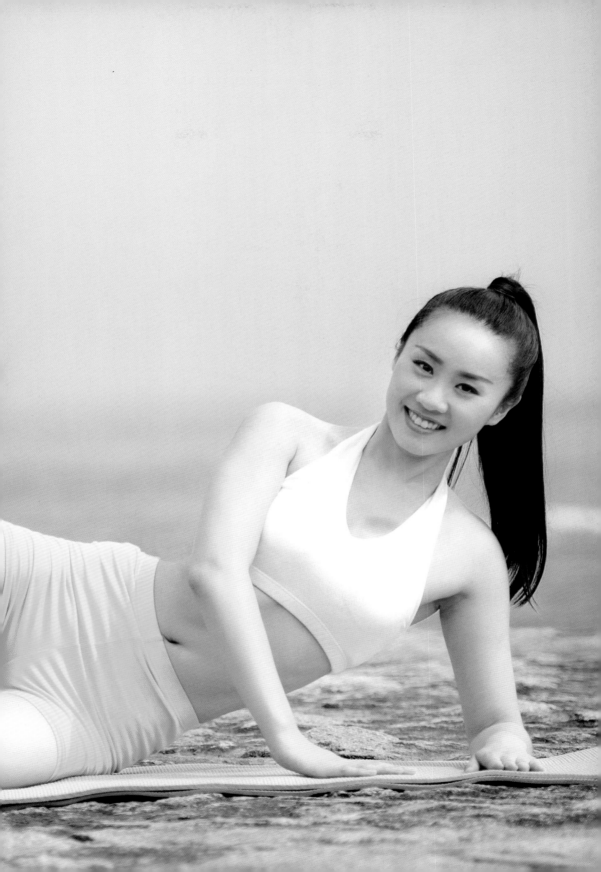

清晨起床时

颈部

颈部侧牵拉
方法、图同本书第 30 页。

颈部侧拉伸

锻炼部位 ↓

颈部两侧肌肉

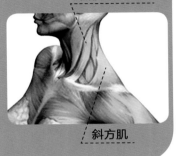

斜方肌

很多女性清晨起床后，由于一晚的不规则睡姿，通常会感觉脖子非常僵硬，背部十分酸痛。这是由于颈部和背部的肌肉长时间保持不动，过于紧张而造成的。此时，你可以选择以下动作来解决问题：

→流程与组数

动作 10~15 次（单侧）

+

动作 10~15 次（另一侧）

+

1 分钟拉伸放松

=

1 组

共做 2 ~ 3 组。

功效

通过加强颈部四周肌肉的练习，配合拉伸放松，使肌肉恢复弹性，拉直颈椎，能迅速缓解颈部僵硬的症状，同时加强了颈部肌肉的力量，有效地控制赘肉。

→步骤

1 双脚自然开立，与肩同宽，收腹挺胸，下颌微收。

Tips:
耳、肩、髋从侧面看呈一条直线。

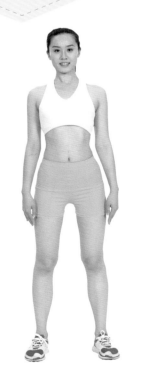

2 双手掐腰保持身体稳定，颈部保持直立，向左侧收
缩颈部，眼睛直视前方，头部不要发生偏转。整个
过程持续 2 ~ 4 秒。

呼吸提示

保持呼气。

3 头部缓慢还原，整个过
程持续 2 ~ 4 秒。换
另一侧做同样练习。

呼吸提示

还原时保持
吸气。

Tips:

头部不要偏转

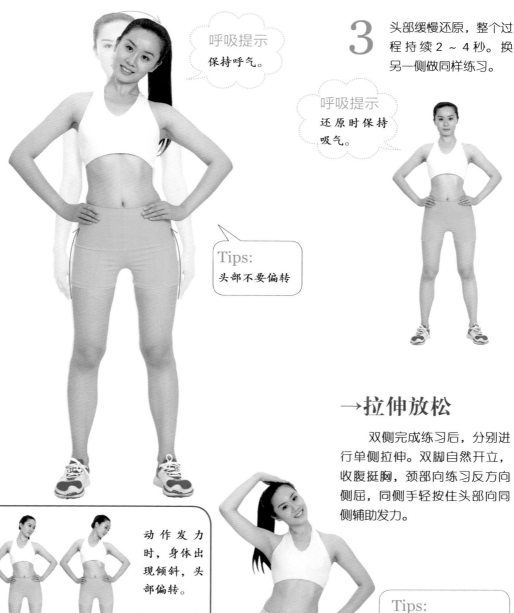

→拉伸放松

双侧完成练习后，分别进
行单侧拉伸。双脚自然开立，
收腹挺胸，颈部向练习反方向
侧屈，同侧手轻按住头部向同
侧辅助发力。

动作发力
时，身体出
现倾斜，头
部偏转。

常见错误纠正

Tips:

保持 15 ~ 30 秒，
力量适中，不可过
大，整个过程保持
自然呼吸。

背部

弹力带坐姿划船
方法、图同本书第38页。

肩胛骨内收

锻炼部位↓

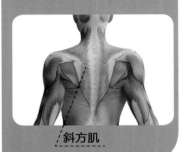

斜方肌

方法、图同本书第38页。

→流程与组数

动作 10 ~ 15 次

+

1 分钟拉伸放松

=

1组

共做 2 ~ 3 组。

→步骤

1 双脚自然开立，收腹挺胸，下颌微收。双臂自然垂于身体两侧。

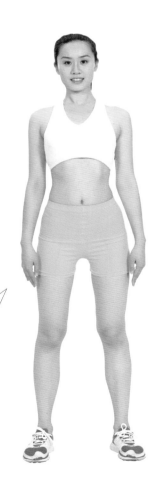

Tips:
耳、肩、髋从侧面看呈一条直线。

2 双手掌心相对，向后内收，最大幅度地挺胸，夹紧
肩胛骨。整个发力过程持续 2 ~ 4 秒。

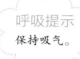

呼吸提示

保持呼气。

3 双臂还原，整个过程持
续 2 ~ 4 秒。

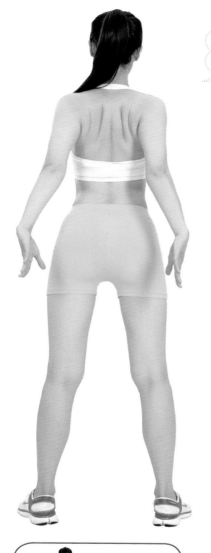

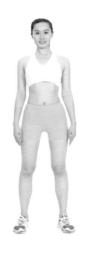

呼吸提示

保持吸气。

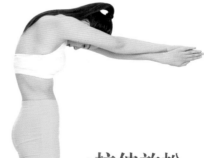

肩胛骨内收
不够。

✕

常见错误纠正

→拉伸放松

双手交叉手心相
合，弓背拉伸。

整个过程持续
10 ~ 15 秒，保持自然
呼吸。

俯卧背起

锻炼部位 ↓

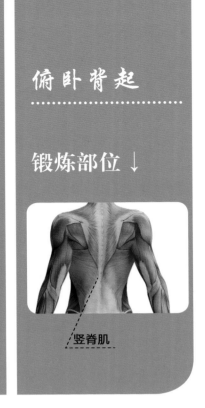

竖脊肌

→流程与组数

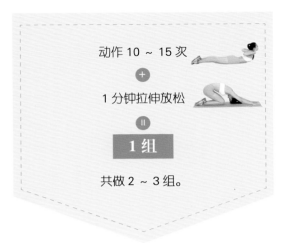

动作 10 ~ 15 次

+

1 分钟拉伸放松

=

1 组

共做 2 ~ 3 组。

功效

能迅速调动背部大肌肉群，唤醒因睡眠挤压了整晚的肌肉，使背部肌肉恢复弹性，重新收缩，将背部整个拉直，消除赘肉，保持背部线条。

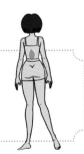

→步骤

1 俯卧于瑜伽垫上，背部挺直，双臂弯曲于两侧，手指贴耳。

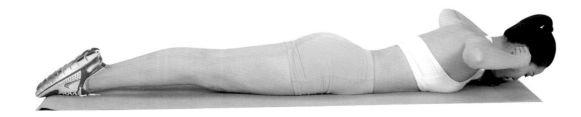

2 上肢发力向上，收紧竖脊肌，整个过程持续 2 ~ 4 秒。

呼吸提示
保持呼气。

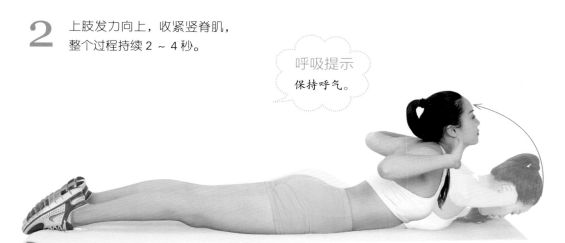

3 身体还原，整个过程持续 2 ~ 4 秒。

呼吸提示
保持吸气。

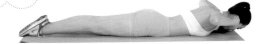

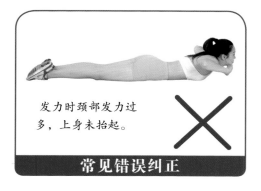

发力时颈部发力过多，上身未抬起。

✕

常见错误纠正

→拉伸放松

双膝跪于瑜伽垫上，臀部后坐，双臂向前伸直按住地面，收紧下巴，尽力弓背，进行拉伸。

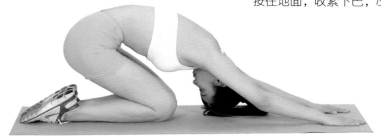

Tips:
持续 15 ~ 30 秒，整个过程保持自然呼吸。

晚上休闲时

腹部

弹力带卷腹

方法、图同本书第 56 页。

站姿前踢腿

方法、图同本书第 70 页。

仰卧卷腹

锻炼部位 ↓

上腹部肌肉

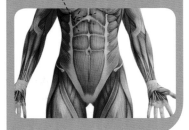

晚饭过后是赘肉滋生的大好时机，经过一天疲惫的工作，众多女性喜欢瘫坐在沙发里上网或者看电视，此时身体各部分肌肉开始逐步松弛，不断进行互相挤压，极易形成赘肉。此时可以进行适当练习，来保持身材，消除赘肉。

→流程与组数

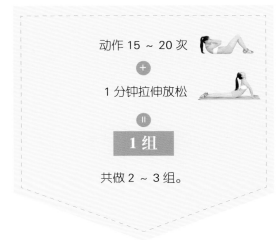

动作 15 ~ 20 次

+

1 分钟拉伸放松

=

1 组

共做 2 ~ 3 组。

→步骤

1 仰卧在瑜伽垫上，头部紧贴垫面。

2 屈膝，双脚在垫子上踩实，双手放于双耳两侧。

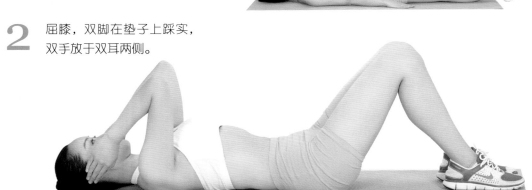

3 下身不动，缓慢抬起上身卷上腹。腹肌发力向上，尽力收紧腹肌。整个过程持续 2 ~ 4 秒。

Tips:
发力过程中下巴始终收紧，不要完全坐起。

呼吸提示
保持呼气。

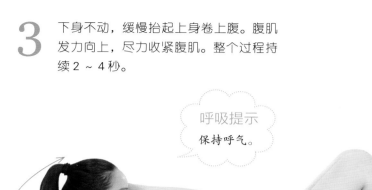

4 身体缓慢回落，整个过程持续 2 ~ 4 秒。

Tips:
此动作还原至起始位置时，始终保持腹肌的紧张状态。

呼吸提示
保持吸气。

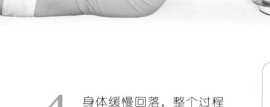

→拉伸放松

俯卧于瑜伽垫上，双手直臂将上身撑起，尽量抬高头部拉伸颈部，髋关节、腿、脚背紧贴地面。

Tips:
持续 15 ~ 30 秒，整个过程保持自然呼吸。
支撑时不可发力过猛，以免使腰部肌肉受伤。

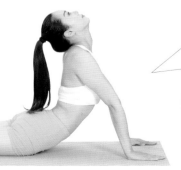

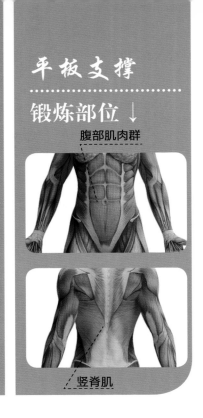

平板支撑

锻炼部位 ↓

腹部肌肉群

竖脊肌

→流程与组数

动作 30 秒 ~ 40 秒为 1 组，
共做 3 ~ 4 组，
组间隔 30 秒。
整个完成后进行拉伸。

→步骤

双肘弯曲支撑在地面上，肩膀和肘关节垂直于地面，双脚踩地。体离开地面，躯干伸直，头部、肩部、胯部和脚踝保持在同一平面，腹肌收紧，盆底肌收紧，脊椎延长，眼睛看向地面。坚持 30 ~ 40 秒。

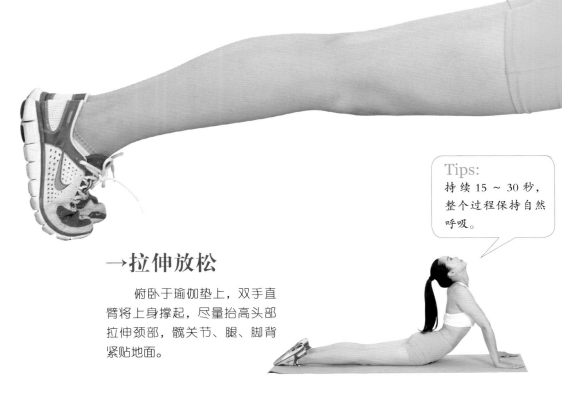

Tips:
持续 15 ~ 30 秒，
整个过程保持自然
呼吸。

→拉伸放松

俯卧于瑜伽垫上，双手直臂将上身撑起，尽量抬高头部拉伸颈部，髋关节、腿、脚背紧贴地面。

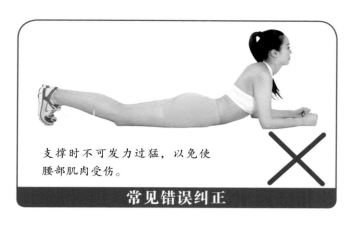

支撑时不可发力过猛，以免使
腰部肌肉受伤。

常见错误纠正

Tips:
不要塌腰，同时避
免臀部过高。

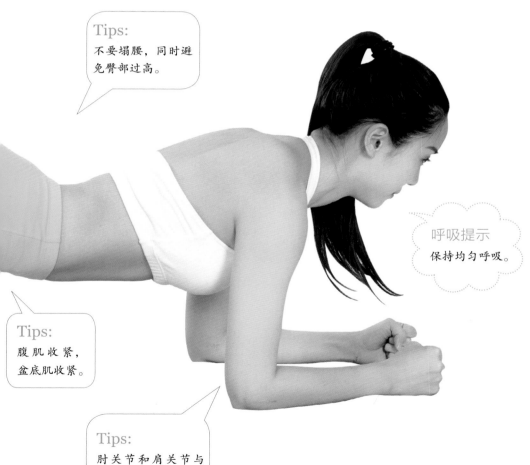

呼吸提示
保持均匀呼吸。

Tips:
腹肌收紧，
盆底肌收紧。

Tips:
肘关节和肩关节与
身体都要保持垂直。

交替举腿

锻炼部位 ↓

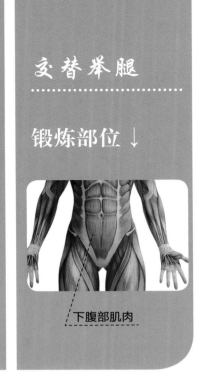

下腹部肌肉

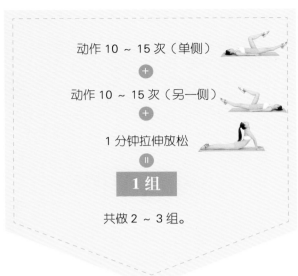

动作 10 ~ 15 次（单侧）

＋

动作 10 ~ 15 次（另一侧）

＋

1 分钟拉伸放松

＝

1 组

共做 2 ~ 3 组。

功效

晚上是腹部肌肉松弛比较迅速的一个时间段，通过加强腹部肌肉练习，使腹肌在此时保持紧致，可以有效防止因为不良坐姿造成的腹部赘肉堆积。

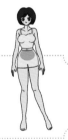

→步骤

1 仰卧在瑜伽垫上，全身自然放松，接触垫面。

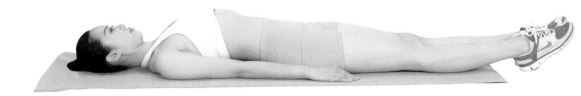

2 右腿屈膝 90°，向上发力至大腿垂直地面，左腿伸直，略微离地，整个举起过程持续 2 ~ 4 秒。

Tips:
伸直腿需略离地，保持下腹的紧张感。

呼吸提示
自然呼吸。

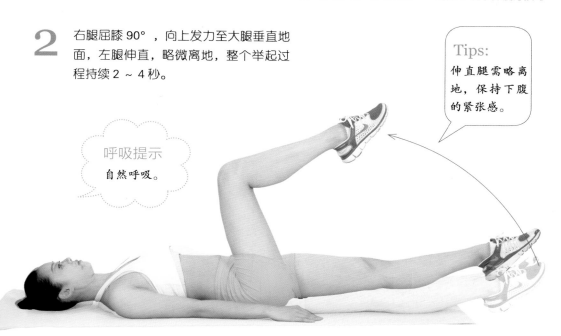

3 右腿下落时，左腿抬起进行交叉练习。

呼吸提示
自然呼吸。

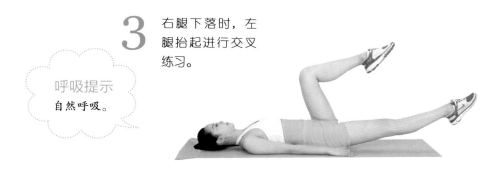

→拉伸放松

俯卧于瑜伽垫上，双手直臂将上身撑起，尽量抬高头部拉伸颈部，髋关节、腿、脚背紧贴地面。

Tips:
持续 15 ~ 30 秒，整个过程保持自然呼吸。支撑时不可发力过猛，以免使腰部肌肉受伤。

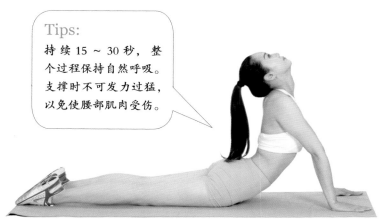

臀部

弹力带
站姿后摆腿

方法、图同本书第 66 页。

仰卧提臀

锻炼部位↓

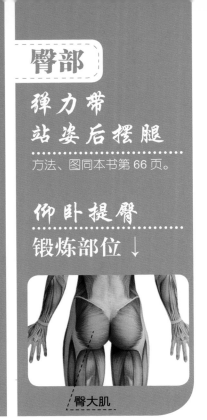

臀大肌

→流程与组数

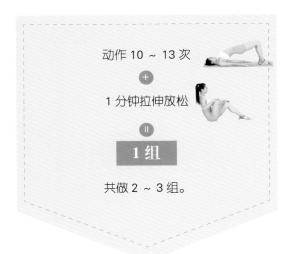

动作 10 ~ 13 次

＋

1 分钟拉伸放松

＝

1 组

共做 2 ~ 3 组。

→步骤

1 仰卧在瑜伽垫上，下颌微收。

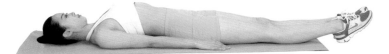

2 双腿微微张开，屈膝，双脚于垫面踩实。

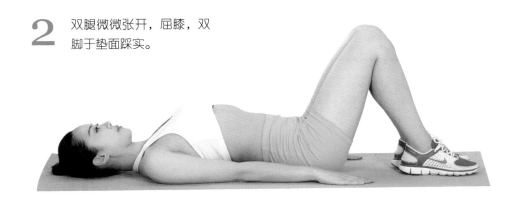

3 收紧臀部，慢慢发力抬起髋关节，向上发力至躯干和大腿呈一条直线，整个发力过程持续2～4秒。

Tips:
发力过程中腹部收紧，背部挺直，脚踩实地面。

呼吸提示
向上发力时呼气。

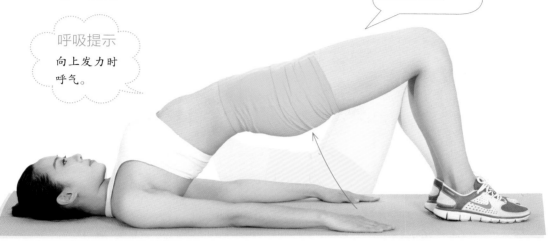

发力时髋关节没有充分上提。

×

常见错误纠正

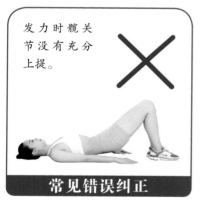

4 髋关节慢慢下落还原，整个过程持续2～4秒。

呼吸提示
保持吸气。

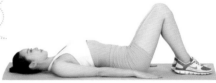

→拉伸放松

上身直立坐在瑜伽垫上，一侧腿屈膝踩实地面，另一侧腿盘腿搭于膝盖处，身体下压，拉伸放松。

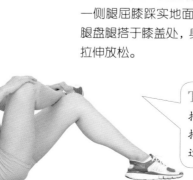

Tips:
持续15～30秒，整个过程保持自然呼吸。拉伸时避免发力过猛，以免造成韧带拉伤。

侧卧举腿

锻炼部位 ↓

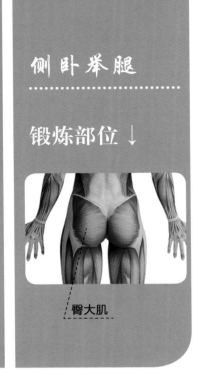

臀大肌

→流程与组数

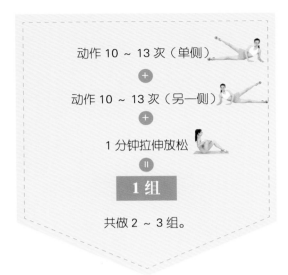

动作 10 ~ 13 次（单侧）

+

动作 10 ~ 13 次（另一侧）

+

1 分钟拉伸放松

=

1 组

共做 2 ~ 3 组。

功效

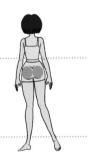

休息在家避免久坐对臀部肌肉长时间的挤压而造成的松弛，进行臀部肌肉训练，并不影响看电视等其他娱乐方式。通过加强臀部肌肉练习，使臀部上提，更加有型。

→步骤

1 侧卧在瑜伽垫上，左手臂向前伸直支撑，右手臂置于身前保持身体稳定。

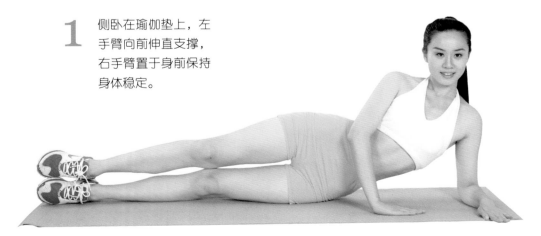

2 右腿向上向后发力举起外展至最大幅度，整个
过程持续 2 ~ 4 秒，保持呼气。

呼吸提示
呼气。

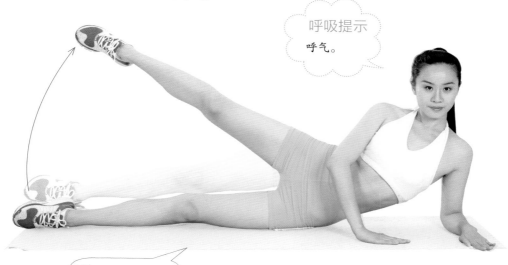

Tips:
发力时髋关节打
开，避免屈髋。

呼吸提示
还原时吸气。

3 还原，整个过程持续 2 ~ 4
秒，保持吸气。换另一侧
做同样练习。

→拉伸放松

完成双侧练习后，
分别进行单侧拉伸。上身
直立坐在瑜伽垫上，一侧
腿屈膝踩实地面，另一侧
腿盘腿搭于膝盖处，身体
下压，拉伸放松。

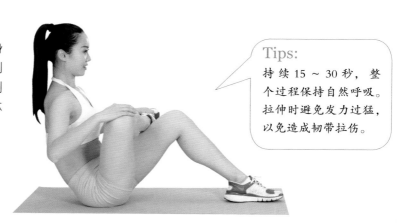

Tips:
持续 15 ~ 30 秒，整
个过程保持自然呼吸。
拉伸时避免发力过猛，
以免造成韧带拉伤。

胸部

跪姿俯卧撑

锻炼部位↓

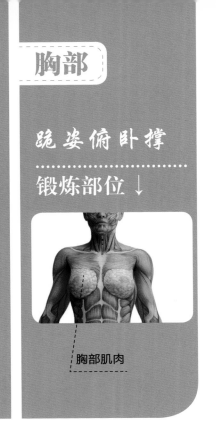

胸部肌肉

→流程与组数

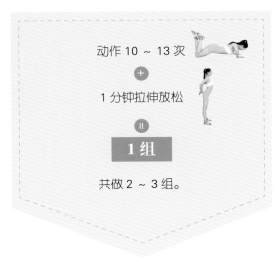

动作 10 ~ 13 次

＋

1 分钟拉伸放松

＝

1 组

共做 2 ~ 3 组。

功效

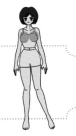

a. 能有效控制胸部多余赘肉、副乳的产生。

b. 加强胸大肌的肌肉强度，对胸部中上位置的塑形效果较为明显，能使胸部更加挺拔，胸型更加美观。

→步骤

1 双膝跪于瑜伽垫上，双脚交叉相勾，双手支撑身体，双臂打开略宽于肩，垂直于地面。

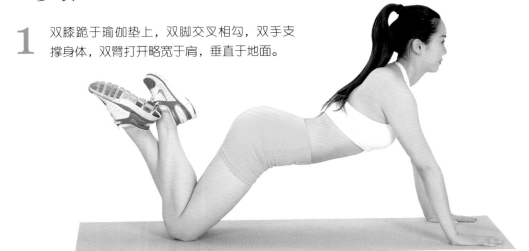

2 两肘部向身体外侧弯曲，身体降低到基本靠近地面。收紧腹部，保持身体在一条直线上，整个过程持续 2 ~ 4 秒。

呼吸提示
保持吸气。

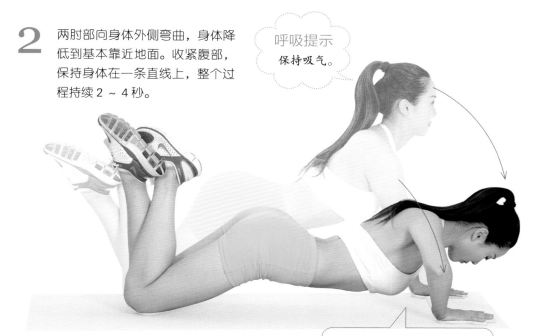

Tips:
全身挺直，腹部收紧，平起平落，保持头、脖子、后背、臀部在一条直线上。

3 发力向上撑起身体至肘关节伸直。整个过程持续 2 ~ 4 秒，保持呼气。

呼吸提示
还原时呼气。

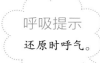

Tips:
全身挺直，平起平落，肘关节伸直。

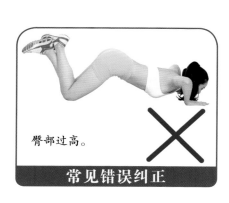

臀部过高。

常见错误纠正

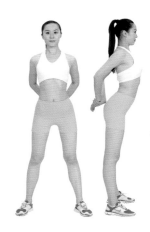

→拉伸放松

双脚打开，双手抓握向后，挺胸，尽力收紧肩胛骨。

Tips:
动作持续 15 ~ 30 秒，整个过程保持自然呼吸。

办公室休息时间

手臂

站姿小臂弯举
方法、图同本书第 48 页。

站姿小臂屈伸
方法、图同本书第 52 页。

手臂支撑

锻炼部位 ↓

肱三头肌

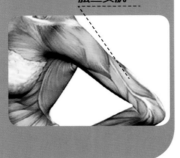

久坐办公室，长时间伏案之后，身体压力会不断增加，经常会造成肩部过于紧张。同时，手臂长时间的放松下垂，会使手臂肌肉持续的松弛，形成"蝴蝶袖"。在办公休息时间，可以选择两种动作来抑制赘肉的产生。

→流程与组数

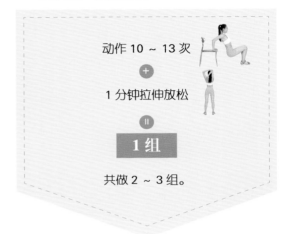

动作 10 ~ 13 次

+

1 分钟拉伸放松

=

1 组

共做 2 ~ 3 组。

→步骤

功效

通过对手臂后侧肌肉进行锻炼，抑制了长时间办公所带来的手臂松弛的不良影响，弥补了手臂发力不足的劣势，可以有效地控制手臂赘肉的产生。

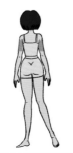

1 双手支撑在椅座边缘，手指冲向外侧背对椅座，直臂，收腹挺胸，屈膝踩实地面。

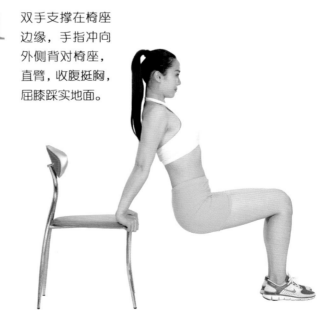

2 向后屈臂下沉身体至大臂与地面呈 30°，整个
过程持续 2 ~ 4 秒。

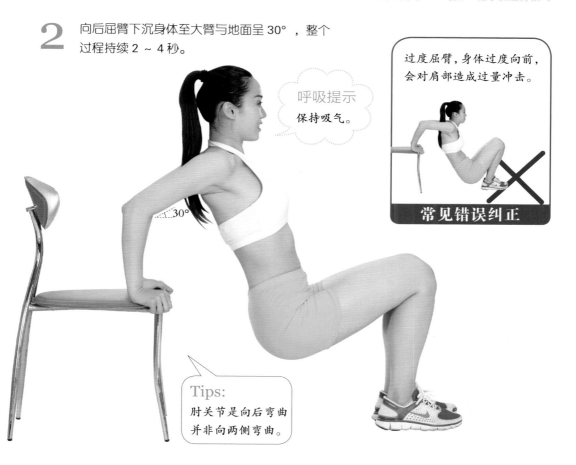

呼吸提示
保持吸气。

过度屈臂，身体过度向前，
会对肩部造成过量冲击。

常见错误纠正

↙30°

Tips:
肘关节是向后弯曲
并非向两侧弯曲。

3 向上发力伸直手臂，支撑身体还原，整
个过程持续 2 ~ 4 秒。

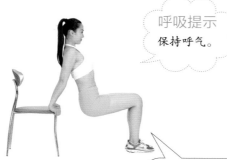

呼吸提示
保持呼气。

Tips:
向上发力时双脚不参
与发力，只是起到稳
定身体的作用。

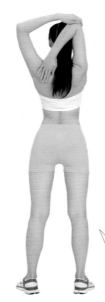

→拉伸放松

双脚自然开立，
一侧手臂屈肘在颈后
部弯曲，对侧手按住
肘关节往身体内侧按
压。

Tips:
动作持续15秒左右。
两侧手臂交换进行拉
伸放松。整个拉伸过
程保持自然呼吸。

肩部

弹力带单臂侧平举

方法、图同本书第 32 页

肩上提

锻炼部位 ↓

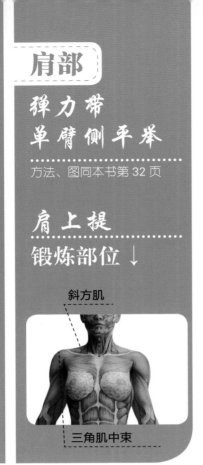

斜方肌

三角肌中束

→流程与组数

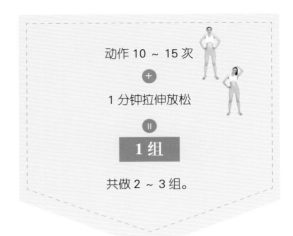

动作 10 ~ 15 次

＋

1 分钟拉伸放松

＝

1 组

共做 2 ~ 3 组。

→步骤

1 双脚开立，与肩同宽，收腹挺胸，双手招腰。

Tips:
耳、肩、髋从侧面看呈一条直线。双肩自然放松。

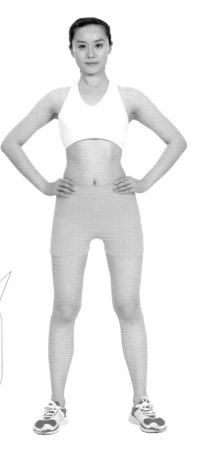

2 双肩发力向上，最大幅度地做耸肩运动，整个过程持续 2 ~ 4 秒。

呼吸提示
保持自然呼吸。

3 向下缓慢还原，整个过程持续 2 ~ 4 秒。

呼吸提示
保持自然呼吸。

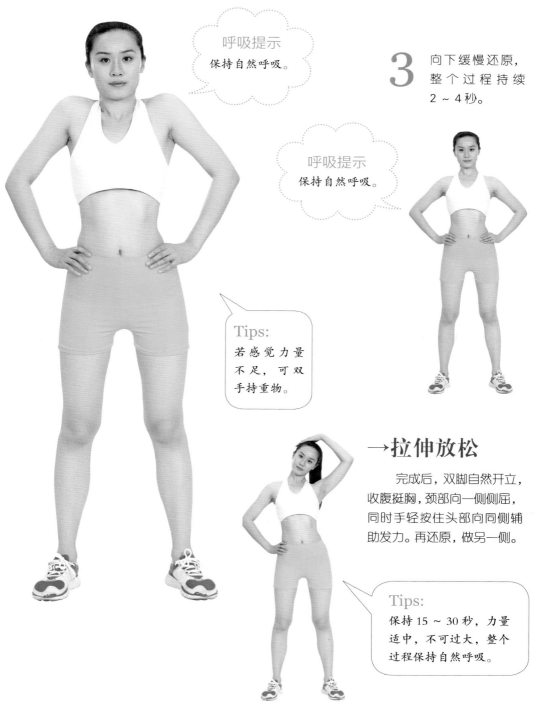

Tips:
若感觉力量不足，可双手持重物。

→拉伸放松

完成后，双脚自然开立，收腹挺胸，颈部向一侧侧屈，同时手轻按住头部向同侧辅助发力。再还原，做另一侧。

Tips:
保持 15 ~ 30 秒，力量适中，不可过大，整个过程保持自然呼吸。

水平控臂

锻炼部位 ↓

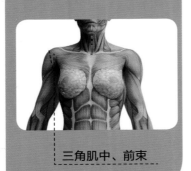

三角肌中、前束

→流程与组数

30 秒 ~ 40 秒为 1 组，
进行 2 ~ 3 组练习，
所有练习结束后进行拉伸。

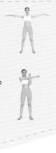

→步骤

功效

可以有效缓解长时间伏
案操作电脑所带来的肩部、
颈部紧张酸痛的不适感觉，
同时加强肩部、颈部肌肉锻
炼，使长时间僵硬的肩部、
颈部恢复弹性，抑制了松弛
赘肉的产生。

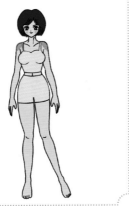

1 双脚开立，收
腹挺胸，下颌
微收。

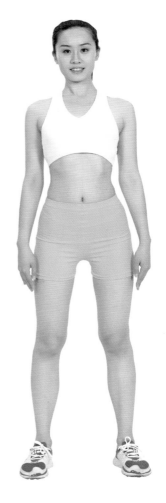

2 双臂慢慢打开侧平举，手臂收紧，发力到手指尖，肩胛骨夹紧，手臂平行于地面，保持 30 ～ 40 秒。

呼吸提示
保持自然呼吸。

Tips:
发力时身体保持中立位。

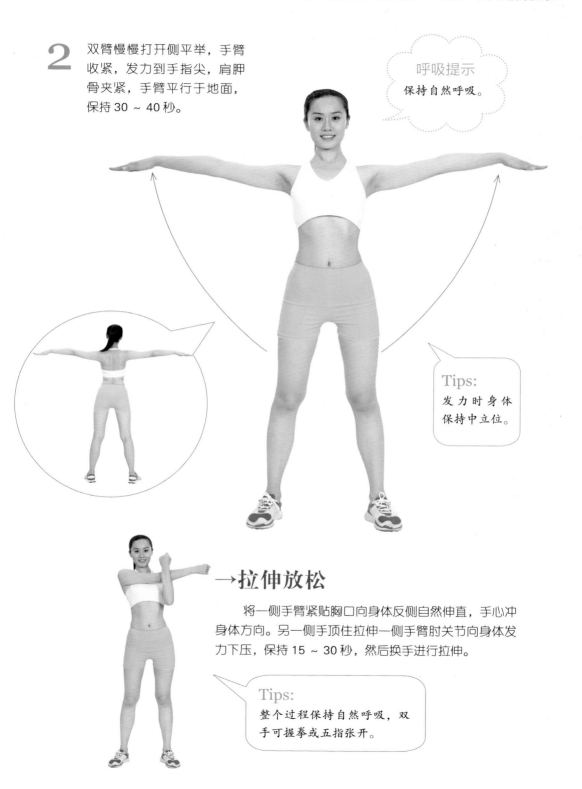

→拉伸放松

将一侧手臂紧贴胸口向身体反侧自然伸直，手心冲身体方向。另一侧手顶住拉伸一侧手臂肘关节向身体发力下压，保持 15 ～ 30 秒，然后换手进行拉伸。

Tips:
整个过程保持自然呼吸，双手可握拳或五指张开。

腰背部

徒手硬拉

锻炼部位↓

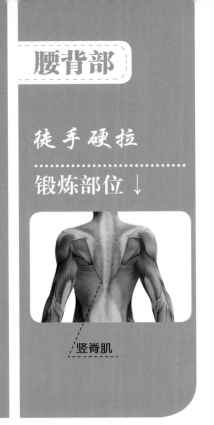

竖脊肌

功效

可以利用办公区较小的空间进行练习。有效缓解由于长时间不正确的坐姿而引起的腰部肌肉紧张僵硬，加强腰部肌肉的强度，减轻腰背肌肉的疼痛感。

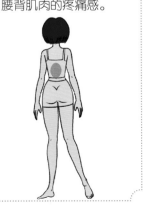

→流程与组数

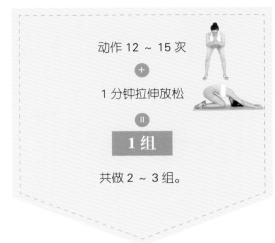

动作 12 ~ 15 次

+

1 分钟拉伸放松

=

1 组

共做 2 ~ 3 组。

→步骤

1 双脚开立，比肩略宽，双手于胸前抱拳。

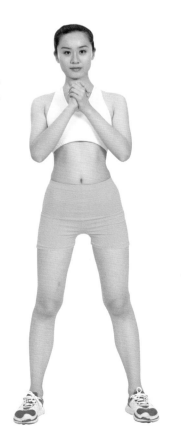

2 屈膝至大腿与地面呈 60° 夹角，屈髋，上身向前倾斜，背部挺直，下颌微收。

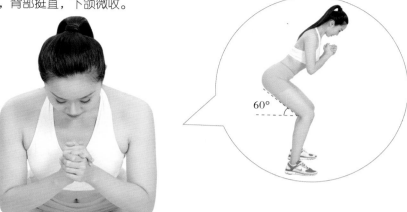

60°

3 收紧腰腹，向上发力挺身直至背部挺直，膝盖同时伸直。整个过程持续 2 ～ 4 秒。

呼吸提示
保持呼气。

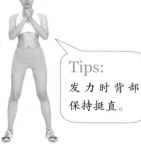

Tips:
发力时背部保持挺直。

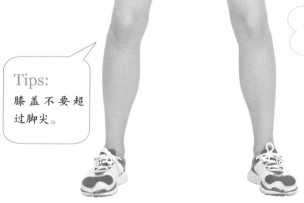

Tips:
膝盖不要超过脚尖。

→拉伸放松

双膝跪于瑜伽垫上，臀部尽量后坐，双臂向前伸直按住地面，收紧下巴，尽力弓背进行拉伸。

Tips:
持续 15 ～ 30 秒。

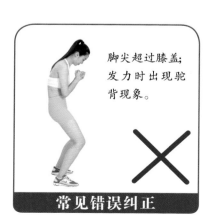

脚尖超过膝盖；发力时出现驼背现象。

✕

常见错误纠正

呼吸提示
保持自然呼吸。

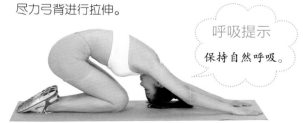

户外锻炼时

腿部

站姿前踢腿
方法、图同本书第 70 页。

站姿后屈腿
方法、图同本书第 74 页。

原地交替弓箭步
锻炼部位 ↓

大腿股四头肌

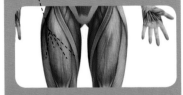

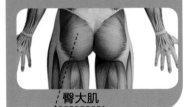

臀大肌

进行户外锻炼，运动空间会变大，空气也较为清爽。此时可选择进行胸部练习和腿部力量练习。胸部练习动作轨迹较长、范围较大，需要比较开阔的空间。腿部训练的强度略大，需要保证良好的呼吸条件来调控心率以避免超负荷练习。

→流程与组数

动作 12 ~ 15 次

+

1 分钟拉伸放松

=

1 组

共做 2 ~ 3 组。

→步骤

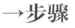

1 双脚开立，与肩同宽，收腹挺胸，双手招腰。

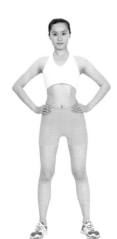

2 右腿向后撤，身体重心位于两腿之间。

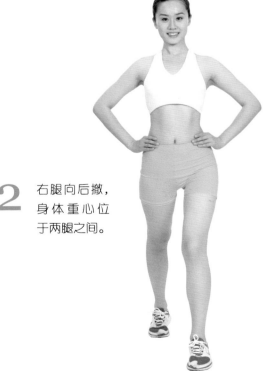

3 屈膝下蹲直至后膝微微触碰地面。整个过程持续 2 ~ 4 秒。

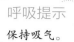
呼吸提示
保持吸气。

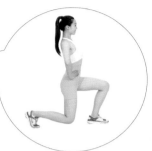

Tips:
向下发力时前腿膝盖不能超过脚尖，身体重心保持中立位。

4 身体向上，双膝伸直，收回后方的腿。整个过程持续 2 ~ 4 秒。

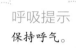
呼吸提示
保持呼气。

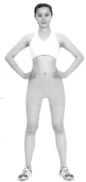

5 交替进行练习。

→拉伸放松

练习侧腿小腿弯曲，置于体后，手臂由身后向上提拉脚踝，拉伸放松，对侧脚稳定站立。双腿交替放松。

Tips:
拉伸持续 15 ~ 30 秒，整个过程保持自然呼吸。

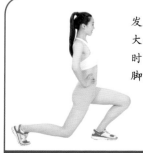

发力时重心出现较大偏移；屈膝向下时，前腿膝盖超过脚尖。

✕

常见错误纠正

深蹲

锻炼部位 ↓

大腿股四头肌

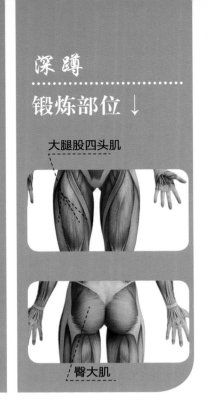

臀大肌

→流程与组数

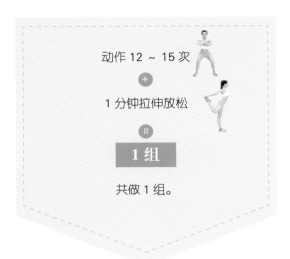

动作 12 ~ 15 次

+

1 分钟拉伸放松

=

1 组

共做 1 组。

→步骤

1 双脚左右开立，比肩略宽，收腹挺胸，下颌微收，双臂交叉于胸前固定。

Tips:
身体保持中立，不要偏转。

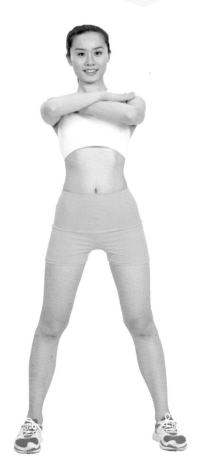

2 屈髋向后，身体略微前倾，弯曲膝盖至大腿平行于地面，整个过程持续 2 ~ 4 秒。

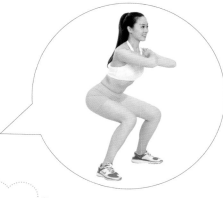

呼吸提示
保持吸气。

Tips:
向下时膝盖不能超过脚尖。

3 身体向上，直至膝盖伸直，回到起始位置。整个过程持续 2 ~ 4 秒。

呼吸提示
保持呼气。

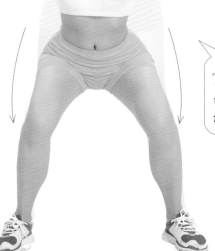

→拉伸放松

练习侧腿小腿弯曲，置于体后，手臂由身后向上提拉脚踝，对侧脚稳定站立，拉伸放松。两侧交替放松。

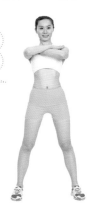

Tips:
拉伸持续 15 ~ 30 秒，整个过程保持自然呼吸。

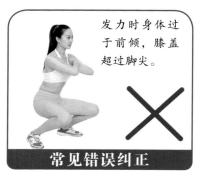

发力时身体过于前倾，膝盖超过脚尖。

常见错误纠正

立踵

锻炼部位 ↓

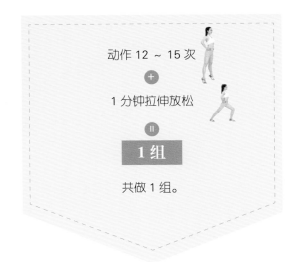

小腿肌肉群

动作 12 ~ 15 次

+

1 分钟拉伸放松

=

1 组

共做 1 组。

→步骤

功效

选择合适的环境进行户外练习，能保证良好的运动呼吸以及充足的运动空间。腿部练习相对于其他练习，对身体负荷要求相对高一些，需要有良好的呼吸保证。腿部肌肉的加强有助于恢复肌肉的弹性，通过坚持练习燃烧腿部脂肪，降低局部脂肪含量，从而消除大腿以及小腿赘肉，使腿形更加紧致，打造良好的腿部曲线。

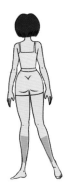

1 双脚左右开立，比肩略宽，收腹挺胸，下颌微收，双手掐腰。

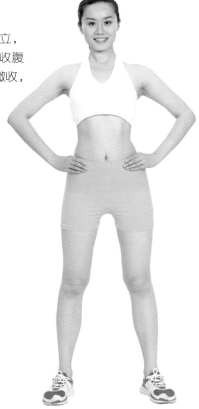

2 立脚尖发力向上提升身体重心，直至到达最高点，整个发力过程持续 2 ～ 4 秒。

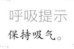

呼吸提示

保持呼气。

3 缓慢还原至起始位置，整个过程持续 2 ～ 4 秒。

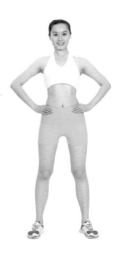

呼吸提示

保持吸气。

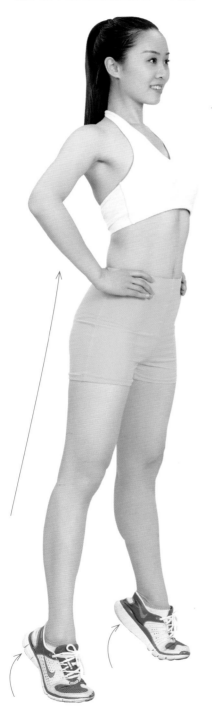

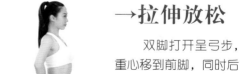

→拉伸放松

双脚打开呈弓步，重心移到前脚，同时后脚保持脚面不要离地，拉伸后腿小腿肌肉。持续 10 ～ 5 秒。双腿交换进行拉伸放松。

臀部

站姿后摆腿

锻炼部位 ↓

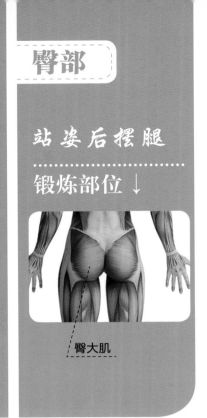

臀大肌

→流程与组数

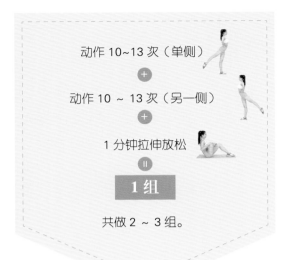

动作 10~13 次（单侧）

+

动作 10 ~ 13 次（另一侧）

+

1 分钟拉伸放松

=

1 组

共做 2 ~ 3 组。

→步骤

1 双脚前后站立，收腹挺胸，下颌微收，双手招腰。

Tips:
耳、肩、髋从侧面看呈一条直线。

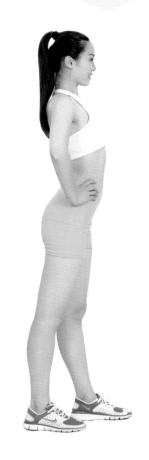

2 后腿膝盖伸直，向斜后上方发力，直至臀大肌
收紧到最大程度。整个过程持续 2 ~ 4 秒。

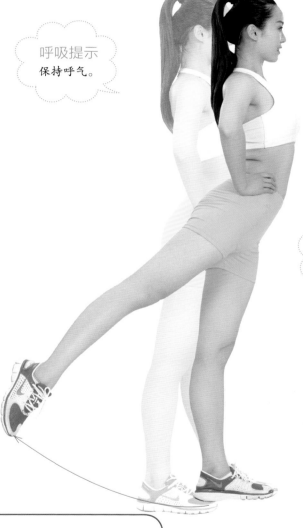

呼吸提示
保持呼气。

3 后腿缓慢还原。整个
过程持续 2 ~ 4 秒。
换另一侧做同样练习。

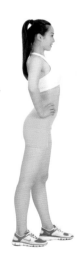

呼吸提示
还原时吸气。

→拉伸放松

双侧完成练习后，分别进行
单侧拉伸。坐立在瑜伽垫上，上身
直立，一侧腿屈膝踩实地面，另一
侧腿盘腿搭于膝盖处，身体下压，
拉伸放松。

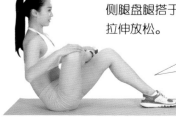

Tips:
持续 15 ~ 30 秒，
整个过程保持自
然呼吸。

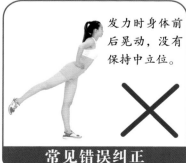

发力时身体前
后晃动，没有
保持中立位。

✕

常见错误纠正

站姿侧摆腿

锻炼部位↓

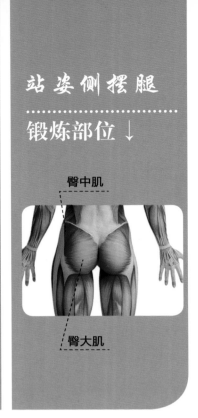

臀中肌

臀大肌

→流程与组数

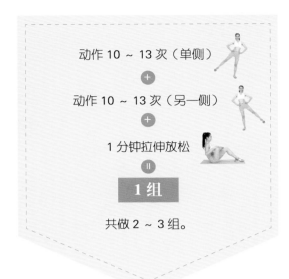

动作 10 ~ 13 次（单侧）

＋

动作 10 ~ 13 次（另一侧）

＋

1 分钟拉伸放松

＝

1 组

共做 2 ~ 3 组。

功效

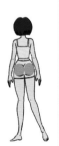

能有效锻炼臀大肌各个肌肉群，增加臀部肌肉的弹性，减少赘肉，臀围逐步减小，臀部上翘，形成完美曲线。

→步骤

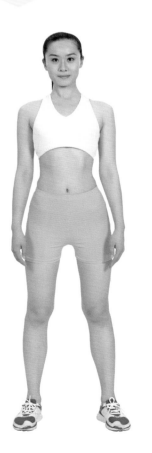

1 双脚开立，收腹挺胸，下颌微收。

Tips:

耳、肩、髋从侧面看呈一条直线。

2 双手放于腰间，一侧脚踩实地面，对侧脚脚背向前，向外侧摆腿，尽力收紧臀大肌外侧肌肉，整个发力过程持续 2 ~ 4 秒。

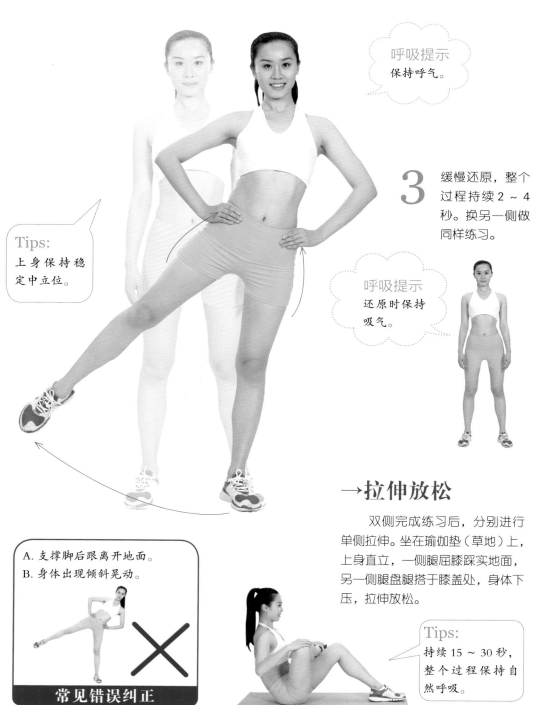

呼吸提示
保持呼气。

Tips:
上身保持稳定中立位。

3 缓慢还原，整个过程持续 2 ~ 4 秒。换另一侧做同样练习。

呼吸提示
还原时保持吸气。

A. 支撑脚后跟离开地面。
B. 身体出现倾斜晃动。

常见错误纠正

→**拉伸放松**

双侧完成练习后，分别进行单侧拉伸。坐在瑜伽垫（草地）上，上身直立，一侧腿屈膝踩实地面，另一侧腿盘腿搭于膝盖处，身体下压，拉伸放松。

Tips:
持续 15 ~ 30 秒，整个过程保持自然呼吸。

附录
持久瘦，瘦身配餐与生活瘦身窍门

瘦身轻食食谱

每天食物摄入量举例：（以 60 千克女性为例）

早餐：花卷 1 个，煮鸡蛋 1 个，豆浆 1 杯（标准咖啡杯），小菜 1 碟，乳清蛋白 15 克

早加餐：苹果 1 个

午餐：米饭 150 克，肉类 60 克，蔬菜类 500 克（食用油 10 克）

午加餐：酸奶 1 杯（225 毫升）

晚餐：南瓜粥 1 碗，鱼／虾 150 克，蔬菜类 350 克（食用油 8 克）

美味瘦身餐

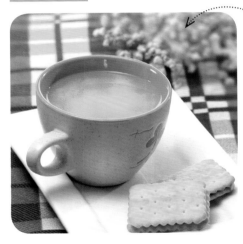

健脾原汁玉米浆

原料：新鲜玉米粒 200 克（约 3 量杯）。

制作：1. 将新鲜玉米粒洗净。

2. 将玉米粒放入豆浆机中，加水至上下水位线之间。

3. 接通电源，按"玉米汁或五谷豆浆"键，待玉米汁制成，过滤即可。

贴心提示 做好的玉米浆一定要过滤，口感才更加香滑。如果喜欢甜味，可加微量白糖。

暖胃葡萄干豆浆

原料：泡发黄豆 70 克（约 2/3 量杯），葡萄干 10 克。

制作：1. 将泡发黄豆捞出洗净，葡萄干用温水洗净。

2. 将黄豆、葡萄干放入豆浆机中，加水至上下水位线之间。

3. 接通电源，按"五谷豆浆"键，待暖胃葡萄干豆浆制成即可。

贴心提示 优质的葡萄干颗粒大、均匀饱满，味道软糯。

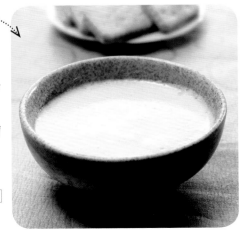

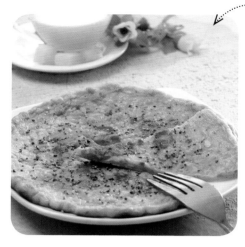

胡萝卜煎蛋饼

原料：面粉100克，胡萝卜、鸡蛋各50克，盐、色拉油各少许。

制作：1. 胡萝卜洗净剁碎，鸡蛋打散成蛋液。

2. 面粉中加入鸡蛋液、胡萝卜碎、盐、水，拌匀成糊。

3. 煎锅注入色拉油烧热，摊入面糊，煎至两面呈金黄色即可。

贴心提示 鸡蛋存放前不要用水冲洗，防止破坏鸡蛋表面的保护膜。

白灼菜心

原料：白菜心2棵，生抽适量。

制作：1. 将白菜心洗净，撕成大块。

2. 将白菜心放入开水锅中煮软，捞出沥干，放入盘中。

3. 淋入适量生抽调味，盛出即可。

贴心提示 煮白菜心的时候一定要控制好时间，不要煮得过老。

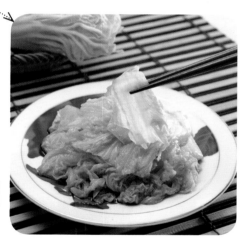

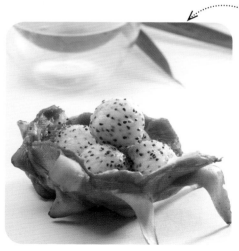

火龙果西米露

原料：西米100克，火龙果1个，牛奶适量。

制作：1. 西米用凉水浸泡，火龙果切开，用勺子挖成球。

2. 锅内注入水烧开，放入西米煮至呈半透明状，盖上盖焖一会儿。

3. 将西米放入空的火龙果壳内，倒入牛奶，放上火龙果球即可。

贴心提示 用挖球器或者勺子将火龙果挖成球，美观的同时能节约制作时间。

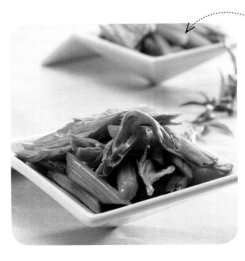

芹菜拌腐竹

原料：芹菜 100 克，腐竹 75 克，盐、味精、酱油、醋、香油各适量。

制作：1. 芹菜择洗净切段，入开水锅焯熟，捞出过凉。

2. 腐竹泡发后切段。

3. 芹菜段、腐竹段加味精、酱油、醋、盐、香油拌匀即可。

贴心提示　　将腐竹事先泡发，烹饪时直接取用，能节省时间。

小葱拌豆腐

原料：豆腐 250 克，小葱 75 克，盐、香油各适量。

制作：1. 豆腐切丁，下入开水锅中焯烫，捞出沥干。

2. 小葱洗净切小段。

3. 豆腐丁、小葱段加盐、香油拌匀即成。

贴心提示　　豆腐切丁后，在沸腾的淡盐水中焯烫，可以保持豆腐口感细嫩，且不易碎。

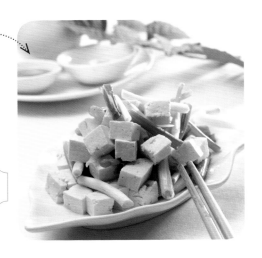

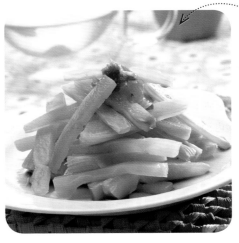

素拌莴笋

原料：莴笋 300 克，蒜、盐、醋、香油各适量。

制作：1. 莴笋去皮洗净，切长条；蒜捣成泥。

2. 将莴笋条放入沸水锅中焯烫，捞出，加盐略腌，沥水装盘。

3. 将蒜泥、香油、醋拌匀调成味汁，浇在莴笋条上即可。

贴心提示　　优质的莴笋整修洁净，基部不带毛根，上部叶片不超过五六片，全棵不带泥土。

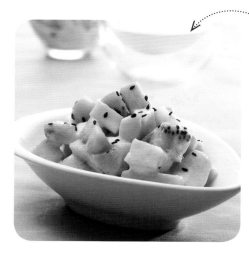

多彩水果沙拉

原料：苹果、猕猴桃各1个，香蕉1根，酸奶1杯（100
毫升）。

制作：1. 苹果去皮、核，切丁；香蕉去皮切小段；猕
猴桃去皮切丁。

2. 将苹果块、猕猴桃丁、香蕉段放入沙拉碗中。

3. 浇上酸奶，拌匀即可。

 贴心提示 选购香蕉时应选皮色鲜黄光亮，两端
带青的香蕉。

鸡胸肉拌菠菜

原料：熟鸡胸肉50克，菠菜150克，白芝麻、盐、酱
油、香油各适量。

制作：1. 将熟鸡胸肉切丝。

2. 菠菜择洗净，放入加盐的开水锅中焯烫，捞
出沥干，切小段。

3. 熟鸡胸肉丝、菠菜段加酱油、香油拌匀，撒
入白芝麻即可。

贴心提示 还可以将白芝麻研碎撒在菠菜段上，
更能增加菜品的香味。

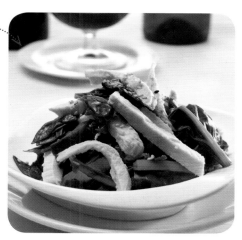

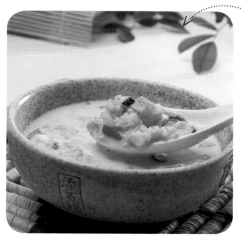

牛奶燕麦蔬菜粥

原料：燕麦片100克，牛奶100毫升，胡萝卜1根，
香菇适量。

制作：1. 将胡萝卜洗净，去皮切丁；香菇洗净切碎。

2. 锅内添入适量水煮开，放入胡萝卜丁、香菇
碎略煮。

3. 加燕麦片煮至熟，倒入牛奶拌匀即可。

 贴心提示 燕麦片选择不含糖的。

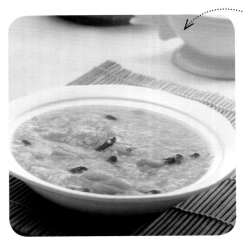

南瓜小米粥

原料：南瓜 200 克，小米 50 克，枸杞子适量。

制作：1. 南瓜洗净，去皮、瓤后切薄片；枸杞子用温水泡软。

2. 锅内添入适量水，放入小米烧开，再加南瓜片略煮成粥。

3. 放入枸杞子拌匀，焖煮片刻即可。

贴心提示　小米较易煮熟，只需直接加冷水煮便可熬成小米粥底。

芹菜粥

原料：大米 200 克，芹菜 100 克，盐、鸡粉各适量。

制作：1. 锅内添入适量水，放入大米烧开，小火煮成粥。

2. 芹菜择洗净切丁。

3. 将芹菜丁放入大米粥中略煮，撒盐、鸡粉搅匀调味即可。

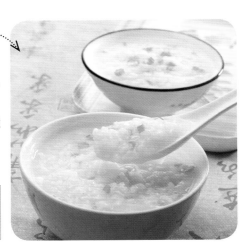

贴心提示　选购芹菜时，最好购买色泽鲜绿、叶柄厚实、茎部稍呈圆形、内侧微向内凹的芹菜。

生活中的瘦身美丽窍门

1 挺直背部，缩腹提气

坐或站立，都要挺胸收腹。

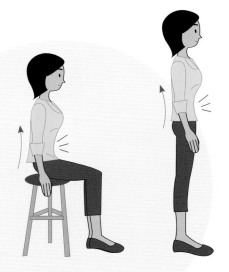

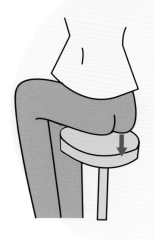

2 正坐

　　背脊挺直,坐满椅子2/3处,将力量分摊至臀部及大腿处。

　　如果想背靠在椅子上,请选择能完全支撑背部的椅背。

　　尽量合并双腿,不翘二郎腿,两腿张开的姿势长久下来会影响骨盆和身体形态。

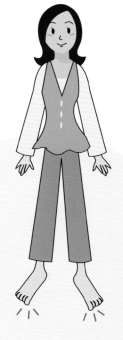

3 站姿

　　双腿平均用力。

　　如果需要长时间站立,请务必不定时地动一下,做做抬腿后举的动作。

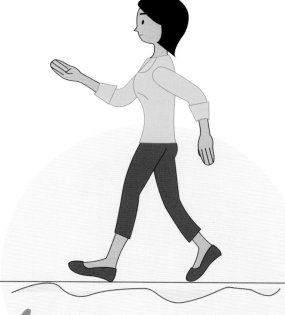

4 走路

　　抬头挺胸,缩腹提臀,尽量将步子迈得大些,加快速度,简单的说就是充满活力地走路,这样腿上的所有肌肉都可以得到锻炼。

5 上楼梯

抬起脚跟，以腿部承担体重，这样可以消除大腿内侧和臀部的赘肉。

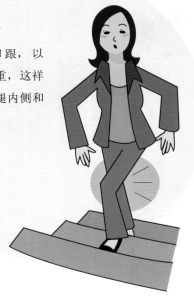

6 细嚼慢咽 享受每一口食物

一口食物咀嚼 20 下，细嚼慢咽不单只是淑女的象征，它也是配合瘦身操有效减肥的小秘诀。

7 喝水对付"游泳圈"

在办公桌上放瓶水，当你想吃点甜东西时，就喝杯水，吃甜食的愿望马上就会消失。午餐前喝杯水，可降低你的食欲。

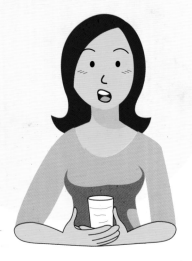

8 睡眠

养成 23 点前睡觉的好习惯，熬夜很容易造成身体水肿。

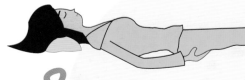